U0197158

图解颈动脉内膜切除术

Illustration of Carotid Endarterectomy

图解颈动脉内膜切除术

Illustration of Carotid Endarterectomy

主　审　凌　锋　华　扬

主　编　焦力群　马　妍

副主编　杨　斌　徐保锋　刘蓓蓓　谌燕飞

北京大学医学出版社

TUJIE JINGDONGMAI NEIMO QIECHUSHU

图书在版编目（CIP）数据

图解颈动脉内膜切除术 / 焦力群，马妍主编 . —北京：北京大学医学出版社，2023.2
ISBN 978-7-5659-2765-2

Ⅰ.①图… Ⅱ.①焦… ②马… Ⅲ.①颈动脉疾病－内膜－外科手术－图解 Ⅳ.① R653-64

中国版本图书馆 CIP 数据核字（2022）第 187494 号

图解颈动脉内膜切除术

主　　编：焦力群　马　妍
出版发行：北京大学医学出版社
地　　址：（100191）北京市海淀区学院路 38 号　北京大学医学部院内
电　　话：发行部 010-82802230；图书邮购 010-82802495
网　　址：http://www.pumpress.com.cn
E-mail：booksale@bjmu.edu.cn
印　　刷：北京信彩瑞禾印刷厂
经　　销：新华书店
责任编辑：畅晓燕　　责任校对：靳新强　　责任印制：李　啸
开　　本：889 mm×1194 mm　1/16　　印张：11.75　　字数：280 千字
版　　次：2023 年 2 月第 1 版　2023 年 2 月第 1 次印刷
书　　号：ISBN 978-7-5659-2765-2
定　　价：118.00 元
版权所有，违者必究
（凡属质量问题请与本社发行部联系退换）

主审简介

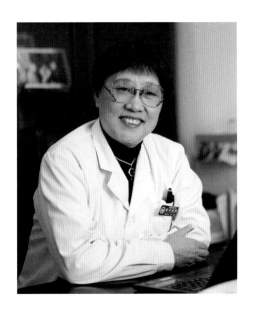

凌锋，主任医师，教授，博士研究生导师，现任首都医科大学宣武医院神经外科首席专家、中国国际神经科学研究所（CHINA-INI）副所长。兼任第十一、十二、十三届全国政协提案委员会委员，中国残疾人康复协会理事长，中国医师协会医师志愿者工作委员会主任委员，中国医师协会神经外科医师分会荣誉会长，中国女医师协会第一届神经外科专业委员会荣誉主委，中国社会福利与养老服务协会副会长，北京凌锋公益基金会理事长，世界神经外科联合会介入分会主席，世界介入神经放射学联合会执委会常委。

凌锋教授是中国神经介入的奠基人和脑血管外科的领军人物，为全国培养了大批神经介入的专业医生，先后获得国家科技进步二等奖及各种科技奖 12 项。在繁重的临床工作之余，凌锋教授坚持慈善公益事业 20 余年，通过义诊募捐等方式共筹得资金 7000 多万元，用于养育丽江民族孤儿学校的 1320 多名各民族的孩子。凌锋教授还发起成立了中国志愿医生组织，在全国招募了 5500 多名志愿医生，并率队到 206 个国家级贫困县开展义诊活动，获中共中央宣传部全国"最美医生"表彰。

主审简介

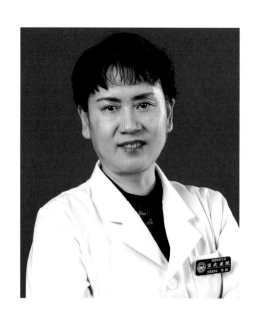

　　华扬，主任医师，教授，博士研究生导师，现任首都医科大学宣武医院血管超声科首席专家、北京市血管超声诊断中心主任。兼任国家卫健委脑卒中防治专家委员会副主任委员、国家卫健委脑卒中防治专家委员会血管超声专业委员会主任委员、中国卒中中心专科联盟副秘书长、北京医师协会超声专科医师分会副会长、中华医学会北京分会常委、《中国脑血管病杂志》副主编、中国老年保健医学会脑卒中防治分会副会长、北京市超声医学质量控制和改进中心副主任委员、中国超声医学工程学会颅脑及颈部血管超声专业委员会终身名誉主任、国际血管疾病联盟中国分部血管超声专业委员会主任委员、国家卫健委能力建设和继续教育超声医学专家委员会血管组组长等。

　　华扬教授是中国血管超声专业的领军人才，从事脑、颈血管超声研究20余年，为全国培养了大批血管超声专业人才，主持编写《中国脑卒中血管超声检查指导规范》《血管超声检查指南》等行业规范和指南。承担包括国家自然科学基金在内的国家及省部级课题10余项，发表论文240余篇，出版著作20余部，其中担任主编、主译及副主编10部，参编10余部，荣获包括华夏医学科技奖二等奖、国家科技进步二等奖在内的各类奖励6项。先后获得西城百名英才、首都劳动奖章、北京十大健康卫士、中国好医生、最美医生奖、北京榜样、国之名医-卓越建树奖、北京市先进工作者等荣誉称号。

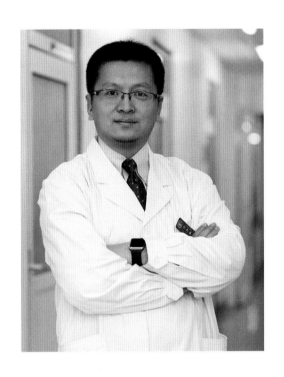

焦力群，主任医师，教授，博士研究生导师。首都医科大学宣武医院介入放射科主任，兼神经外科副主任。国家重点研发计划首席科学家，北京市科技新星，北京市登峰人才。兼任中国医师协会神经介入专业委员会副主委，国家卫健委能力建设和继续教育神经介入专家委员会主委，国家卫健委脑防委缺血性卒中外科专业委员会主委，国家卫健委脑防委缺血性卒中介入专业委员会副主委，《中国脑血管病杂志》主编，中国医药教育协会脑卒中血运重建专业委员会主委，北京介入医学会副会长等职务。

近二十年来，一直从事缺血性脑血管病的临床和基础研究工作，擅长缺血性脑血管病的各种介入和手术治疗，并带领宣武医院脑血运重建中心成为国内该领域一流的团队。同时，培养了数百名神经外科、神经内科相关专业的医生，主持制订了国家卫健委脑防委颈动脉内膜切除手术的培训体系和技术规范。并在国际上率先报道了颈动脉闭塞的复合手术再通、颈动脉巨大动脉瘤的复合手术、椎动脉闭塞的复合手术再通等全新技术。

先后主持国家自然科学基金、国家重点研发计划、北京市科技计划等大量研究课题，近3年以第一作者或通讯作者发表包括 *JAMA*、*JAMA Neurology*、*Neurology*、*Stroke* 等在内的高水平 SCI 论文 70 余篇，累计影响因子超过 500 分。先后受邀在美国、法国、加拿大、阿根廷、日本、马来西亚、越南等多地进行学术报告。

主编简介

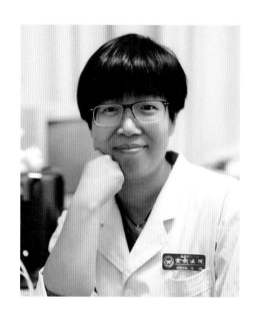

马妍，医学博士，副主任医师，副教授，硕士研究生导师。2005年于中国协和医科大学八年制毕业并获得博士学位。国家卫健委脑防委缺血性卒中外科专业委员会常务委员兼秘书长，中国解剖学会神经外科解剖学分会委员。

一直工作于首都医科大学宣武医院神经外科，主要从事缺血性脑血管病的外科治疗工作。擅长各种颅内、颅外动脉狭窄或闭塞性疾病的诊断和外科治疗，包括颈动脉内膜切除手术、颅内外血管搭桥手术等多种治疗方式，在慢性闭塞性脑血管病的复合手术治疗以及烟雾病的诊断治疗方面有独到的见解。

主编专著1部，主译专著2部，以第一作者及通讯作者身份发表文献20余篇，作为课题负责人负责北京市科学技术委员会课题《基于结构影像组学技术的颅内动脉粥样硬化性狭窄治疗决策系统的研发》。曾参与国家"十二五"科技支撑计划《缺血性脑血管病脑血运重建微创技术体系研究》和"十三五"国家重点科技支撑计划《数字化脑血流储备功能诊断评估技术及其应用研究》。

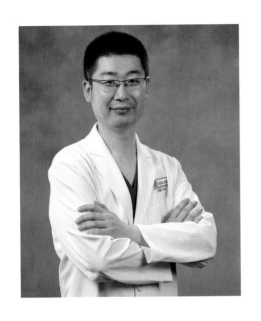

杨斌，副主任医师，临床医学博士，在著名神经外科专家凌锋教授指导下完成博士后研究，现就职于首都医科大学宣武医院神经外科。兼任北京神经内科学会神经介入分会副主任委员、国家卫健委脑防委缺血性卒中外科专业委员会委员。临床擅长颅内外动脉狭窄支架成形术、急性缺血性脑卒中机械取栓术及颈动脉内膜切除术，年手术量超过300例次。主持国家卫健委能力建设和继续教育中心神经介入课题1项，参与包括国家自然科学基金、国家重点研发计划、北京市科技计划在内的国家及省级课题6项，发表包括 *Neurology*、*JNIS*、*Translational Stroke Research* 在内的SCI论文10篇，主译专著1部。

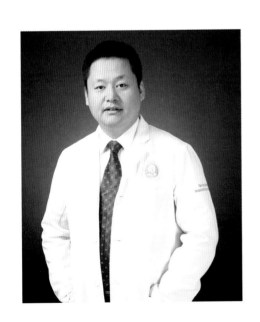

徐保锋，毕业于吉林大学白求恩医学部。主任医师，副教授，硕士研究生导师。现任吉林大学第一医院神经专科医院卒中心缺血性卒中外科病区副主任、国家卫健委脑防委缺血性卒中外科专业委员会常务委员、中国卒中学会复合介入神经外科分会常务委员、吉林省卒中学会外科分会常务委员、吉林省卒中学会神经介入分会常务委员。2013年8月至2015年01月获得国家留学基金委青年骨干教师项目资助在加拿大多伦多大学医学院做访问学者。发表第一作者或通讯作者SCI文章17篇。发明专利2项。主要从事脑血管病外科手术及介入治疗。

副主编简介

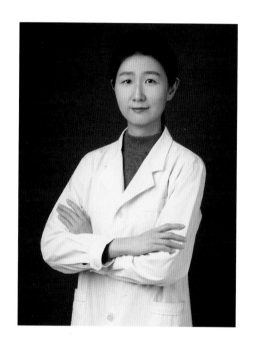

刘蓓蓓，博士，主治医师。2003 年起师从华扬教授，主要研究方向包括动脉粥样硬化性斑块易损性评价、缺血性脑颈血管病变的超声检测与治疗评估、脑血流动力学的监测等。

多次参加国内外心、脑血管及周围血管疾病影像及血流动力学检测技术交流会议，承担卫健委举办的"脑卒中筛查及防治工程"血管超声专业领域培训工作及卫健委能力建设和继续教育中心举办的超声医学专科师资培训。先后参与完成"首都卫生发展科研专项""北京市科委首都十大危险疾病成果推广项目""国家卫健委中国脑卒中高危人群干预适宜技术研究及推广项目"等多项北京市课题以及国家自然基金课题，参与"十二五"等多项科研课题及相关项目，共完成专业论文十余篇，参译专著 3 部，获相关领域软件著作权 2 项，国家发明专利 1 项。

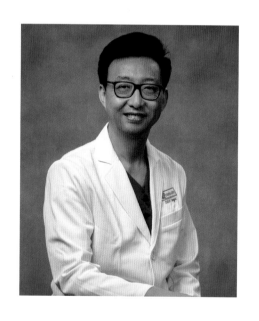

谌燕飞，宣武医院神经外科副主任医师，曾留学奥地利，并受北京市政府指派于 2016 年在新疆和田援疆一年。擅长颅内动脉狭窄、颈动脉狭窄以及脑血管闭塞性疾病的手术与介入治疗。负责国家"十二五"科技支撑计划《缺血性脑血管病脑血运重建微创技术体系研究》分属课题——缺血性脑卒中颈动脉狭窄外科治疗的全国多中心登记注册研究。

编者名单

主　审

　　凌　锋（首都医科大学宣武医院）

　　华　扬（首都医科大学宣武医院）

主　编

　　焦力群（首都医科大学宣武医院）

　　马　妍（首都医科大学宣武医院）

副主编

　　杨　斌（首都医科大学宣武医院）

　　徐保锋（吉林大学第一医院）

　　刘蓓蓓（首都医科大学宣武医院）

　　谌燕飞（首都医科大学宣武医院）

编　者（按照实际贡献度排序）

　　贾赫尘（上海交通大学医学院附属第九人民医院）

　　张白茹（首都医科大学宣武医院）

　　王亚冰（首都医科大学宣武医院）

　　高　鹏（首都医科大学宣武医院）

　　焦晓天（美国伊利诺伊大学）

　　宋　刚（首都医科大学宣武医院）

　　王　旭（首都医科大学宣武医院）

　　任小鲁（兰州大学第二医院）

　　刘玉梅（首都医科大学宣武医院）

　　李景植（北京市门头沟区妇幼保健院）

　　王　韬（首都医科大学宣武医院）

　　陆　夏（首都医科大学宣武医院）

　　徐　然（首都医科大学宣武医院）

　　白雪松（首都医科大学宣武医院）

　　冯　瑶（首都医科大学宣武医院）

　　张　潇（首都医科大学宣武医院）

罗继昌（首都医科大学宣武医院）

李　龙（首都医科大学宣武医院）

李晓宇（首都医科大学宣武医院）

尚　峰（首都医科大学宣武医院）

安　阳（首都医科大学宣武医院）

杨博文（十堰市太和医院）

陈　飞（首都医科大学宣武医院）

曹镇洋（吉林省电力医院）

王　飞（潍坊医学院附属医院）

金星一（吉林大学中日联谊医院）

前 言

颈动脉内膜切除术（carotid endarterectomy，CEA）是一个具有近 70 年历史的手术方式，我经常说，这是一个"高龄"的"成功人士"。说其高龄，在于人类开始颈动脉手术的历史已经很久了，从 1552 年 Pare 最先结扎颈动脉治疗一些疾病，到 1936 年中国神经外科的先驱——北京协和医院的关颂涛教授最早尝试颈动脉斑块及血栓的切除，再到 1951 年 Spence 教授最早的颈动脉手术报道被拒稿，一直到 Debakey 教授完成现代意义上的颈动脉内膜切除术，颈动脉手术从破坏性的结扎到修复性的重建，经历了很长的历程，直到今天，这个手术从技术细节而言已经没有太多可以研究的问题，确实步入"老龄"了；说其成功，在于只有这个手术经历了大量的临床研究验证，从 20 世纪 80 年代开始的 CEA 与药物治疗随机对照研究，到 2000 年开始的 CEA 与颈动脉支架成形术（carotid artery stenting，CAS）随机对照研究，十多个国家，数十个临床试验，奠定了 CEA 目前的治疗地位，恐怕人类历史上没有哪一个手术如 CEA 般更符合循证医学的要求，已经从理论结合实践两方面证实了优于药物治疗的"成功性"。

那么对于这样一个"成功人士"，为什么只是近十几年来才得到中国医生的重视和发展呢？我们又为什么为了这样一个"高龄"手术，而耗费心力去编写这样一本图书呢？这要从我们团队和我的个人经历说起了。

2001 年，我考取了凌锋教授的博士，那时的凌锋教授，刚刚调入首都医科大学宣武医院，当年就建立了缺血性脑血管病专业组，这在全国神经外科专业内，至今都是独一无二的。还记得临去北京之前，我的硕士导师——山东大学齐鲁医院的朱树干教授专门跟我说，

一定要学会这个手术，因为这样的患者非常非常多，只是我们国内对此认识不足，未来将是一片很广阔的天地。一向很"听话"的我，牢记了朱老师的教诲来到北京，偏巧凌主任让我做的也是缺血性脑血管病的课题，两者完全吻合了。2004 年，毕业在即，凌主任让我留下工作，就是希望我把这方面工作开展起来，可惜不争气的我，仍是慢慢地学习、慢慢地摸索，到 2009 年，一年才完成 64 例 CEA。直到 2011 年，王陇德院士建立了国家的脑卒中防治体系，要求各级医院充分重视颈动脉狭窄与 CEA 手术；同时，随着中国经济的崛起，公众对自己健康的要求逐渐扩展到希望获得良好的生活品质，这个手术才在中国日益得到重视和发展，我们的团队也逐渐得到壮大，团队中王亚冰医生、谌燕飞医生、马妍医生、高鹏医生、杨斌医生、陈健医生陆续加入。在有了这些新鲜血液时，我才发现我们缺乏一本简单的教材，虽然可以口传心授，虽然我们这几位医生足够智慧和勤奋，但确实存在很多局限性，作为外科医生，我们掌握的缺血性脑血管病知识并不系统；作为神经外科医生，我们对颈部的解剖也不像脑内那样熟悉；作为 21 世纪防治脑血管病的医生，目前的检查手段、药物治疗等都与 10 年前有极大的不同，但现有的书籍多是沿用几十年来传统的思路，仔细去看，可能难以满足我们的需求。

因此，也就是在 2012 年，我想编写一本能够帮助大家入门的书籍，一本简单的图解书，只不过与一般的手术图谱不同，还有一些基本的知识；与以前的 CEA 手术图书也不同，这是从显微 CEA 手术的视角整理而成的。在这个指导方针下，我们先后尝试写了几个版本，都被自己否定了，每次都是要完

稿了，才发现自己能力的不足，心中惴惴，一直不敢出版。恰逢看到电影《无问西东》，颇有感悟，8年过去了，作为一个新生的团队，我们的青春也不过这些日子，这些书稿既然是我们亲身感受、总结和重视的，那就是一份真实的记述，疏漏之处固然不少，但我们拥有那种"不羞耻的平和和喜悦""无问对错"，也乐于接受各位医生的批评和指正，因此，我们在每个章节都增加了一小段自己的体会，以"Tips"的形式表述出来，或对或错都希望得到更多医生的建议。另外，针对近几年的进展，我们增加了复合手术这部分内容，这是集合了手术和介入两种技术的优势，可解决更多的问题。据我们所知，本书应该是在国内外第一次专门说明这一技术，同时，增加了椎动脉血运重建的相应技术，希望用我们多年的经验和教训带给大家更多的思考，取得更多的提高。

感谢凌锋教授和朱树干教授前瞻性的眼光，他们这一代老师引领我们进入这个领域，作为学生，我们非常幸运；感谢华扬教授和血管超声团队，我永远无法忘怀华主任陪我深夜进行手术的艰辛付出；感谢王陇德院士和脑卒中防治委员会为中国脑卒中的防治和CEA的推广做出的努力和贡献；感谢宣武医院领导们一直以来对我们团队的信任和支持；感谢贾赫尘、张白茹，还有我的女儿焦晓天，他们三位年轻人的精美绘图使这本书有了更好的展示度；感谢我们团队的每一位医生、每一位护士、每一位技术员、每一位进修医生、每一个学生，以及我们背后所有默默付出的家庭。

最后，也是最重要的，感谢患者们对我们的信任，在很多人诟病医患关系恶化的时代，我们一直都能够感受到患者和家属的信任，正是这种信任支撑我们去做更多工作，去争取更好的结果和更大的进步，无论每个病例的成功与失败，患者都是医学进步的原动力，真心感谢这种信任和尊重。

焦力群

首都医科大学宣武医院神经外科

目 录

第一章

颈动脉狭窄——那些简单的知识

作为外科医生，我们不仅要有灵活的双手，更要有睿智的大脑，对于疾病的基础知识，是一个外科医生所必须掌握的。在此，我们只是选择一小部分内容，简要地替大家总结一下，希望外科医生更加主动和大量地阅读文献。做一个好的外科医生，首先从一个合格的内科医生开始。

一、颈动脉狭窄的临床流行病学

1. 总体患病率

公众人群中动脉粥样硬化性颈动脉狭窄的患病率随时代不同可能是不同的，同时在地域、种族、性别、年龄等不同人群中，也是不同的。在此仅选取较为公认的部分研究，并选择对外科治疗可能有获益的人群数据。

（1）Framingham 研究（20世纪80年代末）数据[1]：该组数据人群年龄在 66～93 岁，50%以上狭窄在男性为9%，女性为7%（图 1-1，根据原文献数据重新制图）。

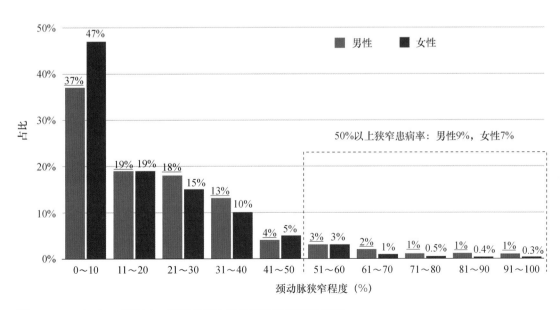

图 1-1 Framingham 研究中，不同性别人群的颈动脉狭窄患病率

（2）2014年的汇总分析：来自于公众人群的4项观察性研究数据[2]，包括Malmö Diet and Cancer研究、Tromsø研究、Carotid Atherosclerosis Progression研究，以及Cardiovascular Health研究，共计23 706例参与者，基本可以代表现代颈动脉狭窄的患病率。结果显示，男性50岁以下重度狭窄的患病率仅0.1%，80岁以上为3.1%；而女性50岁以下极低，80岁以上为0.9%；与20世纪80年代数据相比较，应该是有所下降的。

2. 颈动脉狭窄的相关因素

（1）种族：一般认为，颈动脉狭窄可能存在部分种族差异性，北曼哈顿队列研究（NOMAS）发现[3]，39岁以上人群颈动脉斑块的患病率为57%，其中，高加索人为70%，西班牙裔人52%，黑人58%；另外，普遍认为西方人群颈动脉狭窄的患病率较东方人群高，但缺乏中国公众人群的有效数据，少数研究显示[4]，中国北方城市居民中，43～81岁的颈动脉斑块患病率为60.3%，60岁以上为70%，

而70岁以上高达80%，其实并不低于西方的数据，但因为颈动脉狭窄的检查方法、计算标准等差异，很难进行直接对比。一般认为，种族、经济、生活方式等差异可能混杂影响颈动脉狭窄的发生。

（2）危险因素：高龄、吸烟、高收缩压、高胆固醇是Framingham研究中确定的危险因素，至今仍然得到普遍公认。近年的研究[5]认为，中重度颈动脉狭窄存在一定的预测因素（表1-1）。

3. 颈动脉狭窄的危害

颈动脉狭窄的主要危害在于卒中，对此有较多具体的数据可循。

（1）据报道，颅外段颈动脉狭窄占据缺血性卒中病因的15%～20%，而首次卒中的患者中，有7%～18%与颈动脉狭窄有关[3]。

（2）无症状颈动脉狭窄每年卒中发生率为2%～2.5%[6-7]，症状性颈动脉狭窄每年卒中发生率为10%～15%（20世纪90年代药物治疗的情况下）。

表1-1 颈动脉中重度狭窄的预测因素

预测因素	风险比	
	中度狭窄	重度狭窄
年龄（每10岁）	1.8	2.2
男性	1.5	2.5
血管疾病史	1.9	2.5
收缩压（每10 mmHg）	1.3	1.3
胆固醇/高密度脂蛋白比例（每0.1）	1.2	1.2
糖尿病	1.3	1.6
目前吸烟	2.3	3.0

Tips: 作为外科医生，对于一个疾病的患病率及相关因素需要了解吗？笔者认为，这是非常必要的。首先，我们要知道自己从事治疗的疾病会有多大的人群，这决定了一个疾病的诊断问题，如果你面临一个年轻、缺乏危险因素的颈动脉狭窄患者，是否要考虑其他疾病的可能性呢？如果错误进行诊断，可能导致错误的治疗选择（图 1-2）；其次，作为预防性手术，颈动脉内膜切除术（carotid endarterectomy，CEA）（又称颈动脉内膜剥脱术）针对的是卒中高危的颈动脉狭窄，但对于患者的治疗并非一个手术就终结了，外科医生同样需要承担起危险因素控制和生活方式改变的治疗任务，才能系统地预防卒中，国外早期的研究发现，外科医生对于 CEA 术后的卒中二级预防是有所欠缺的[8]（图 1-3，根据原文献数据重新制图），希望我们的外科医生不要犯类似的错误。

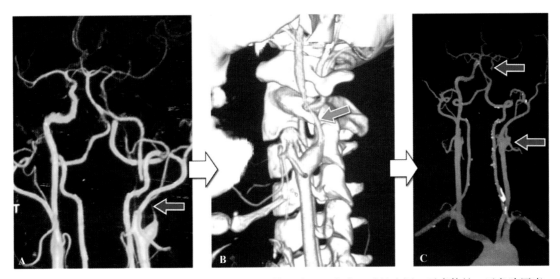

图 1-2 33 岁男性，在打高尔夫球后，突发右侧肢体无力，不完全运动性失语，平素体健，无危险因素。CT 血管成像（CTA）检查发现颈内动脉（ICA）重度狭窄（**A**）；在应用抗血小板药物治疗 2 周后，狭窄明显改善（**B**）；但还是在卒中后 20 天，接受了 CEA 手术，术后复查 CTA 显示颈内动脉闭塞（**C**）。回顾该病例，从各个方面都不支持动脉粥样硬化的病理诊断，应诊断为颈动脉夹层，因此，应该选择药物治疗

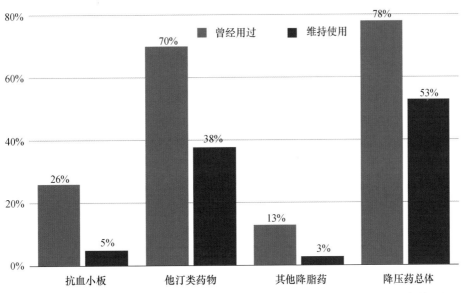

图 1-3 CEA 术后主要药物（阿司匹林治疗）使用的情况调查（美国，2000 年前后）

二、颈动脉狭窄的常见病因类型

平时常说的颈动脉狭窄，其实并非单一的疾病种类，也非单一的病变部位，是指从颈总动脉到颈内动脉，因为各种原因导致管腔狭窄的一系列疾病，常见的病因包括动脉粥样硬化、动脉夹层、炎症、纤维肌发育不良、压迫等。在此，仅简单给予几个典型病例，并不深入讲述各自的临床与病理特征。

1. 动脉粥样硬化

动脉粥样硬化是最常见的颈动脉狭窄的病理机制（图 1-4），参见两个典型病例（图 1-5和图 1-6）。动脉粥样硬化相关内容参见下文。

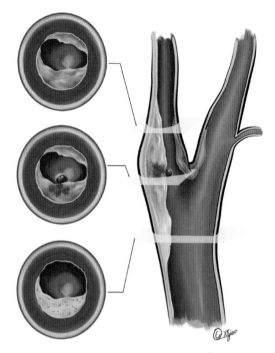

图 1-4 颈动脉粥样硬化性狭窄的示意图

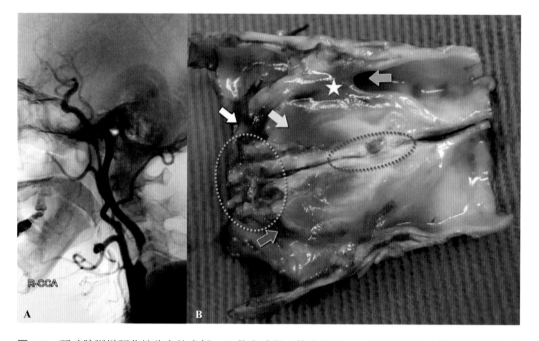

图 1-5 颈动脉粥样硬化性狭窄的病例。**A.** 数字减影血管造影（DSA）显示颈内动脉起始段重度狭窄；**B.** 纵行切开斑块后所见，显示斑块主体由脂质成分（黄色箭头）和纤维组织构成，基底部是白色及灰白色的钙化（红色圈），斑块表面覆盖纤维帽（星状标识），管腔通畅（绿色箭头），但在斑块近心端的肩部，可见纤维帽不完整、破溃（白色箭头），导致局部薄层血栓形成（红色箭头），斑块内容物松软破溃（蓝色圈）

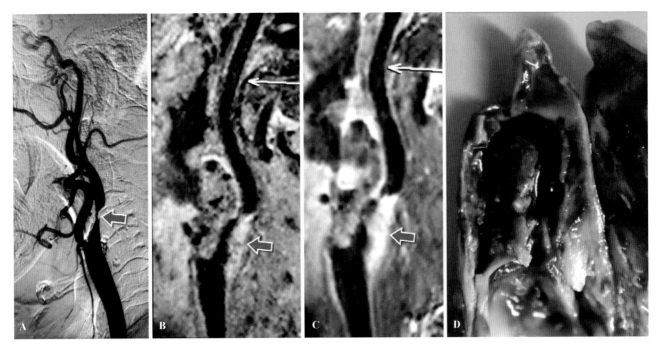

图 1-6 76 岁男性，因左眼间断黑矇 2 个月，失明 1 个月就诊。**A.** DSA 显示左侧颈内动脉重度狭窄（红色箭头）；**B** 和 **C.** 高分辨率磁共振管壁成像显示颈动脉斑块信号不均一（B，红色箭头），增强扫描显示广泛强化，夹杂少部分低信号区域（C，红色箭头）；**D.** 患者接受了 CEA，斑块显示典型的斑块内出血、坏死，纤维帽破裂

2. 动脉夹层

颈动脉夹层在临床越来越多见，是必须重视的颈动脉狭窄病理类型。因为损伤的部位不同，可能表现为内膜片、狭窄、闭塞或者动脉瘤样突出，具有临床影像极大的可变性（图 1-7）。其早期是禁忌 CEA 手术的，因为中膜或内膜的损伤可能是长节段、广泛范围的，并非手术可以充分暴露，手术可能造成内膜进一步分离，导致完全闭塞（见图 1-3）；另一

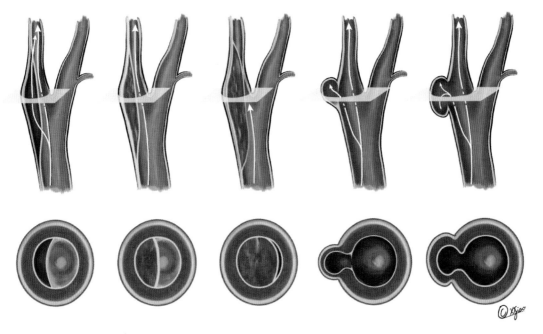

图 1-7 颈动脉夹层的示意图

方面，对于颈动脉夹层，抗栓治疗是首选的治疗方式，这已经得到 CADISS 研究的明确证实[9]，也是各个指南的一级推荐内容。但随着病程的发展，颈动脉夹层可能会出现不同的血管变化，也可以有不同的治疗选择，参见两个典型病例（图 1-8 至图 1-10）。

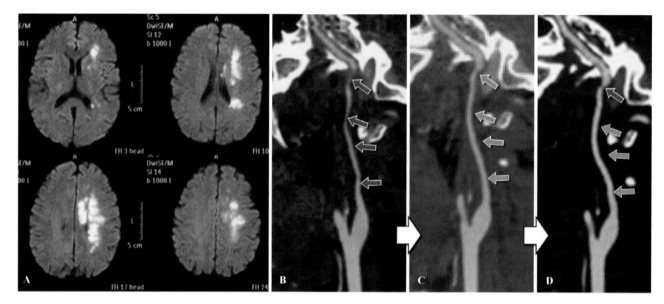

图 1-8　61 岁男性，突发右侧肢体无力伴言语不能。脑磁共振弥散成像可见左侧半球分水岭、基底节区及脑室旁多发梗死灶（**A**），当时的 CTA 显示左侧颈内动脉颈段整体变细，尤其在进入颈动脉管之前一段狭窄最重（**B**），当时诊断为颈动脉夹层，先给予抗凝治疗 3 个月，复查 CTA 显示颈内动脉较前改善（**C**）；先后改用双联抗血小板药物治疗和阿司匹林单一抗血小板治疗，3 年后间断出现言语不流利，主诉为"找词困难"，复查 CTA 显示颈内动脉狭窄较前严重，部位仍在原重度狭窄的部位（**D**）

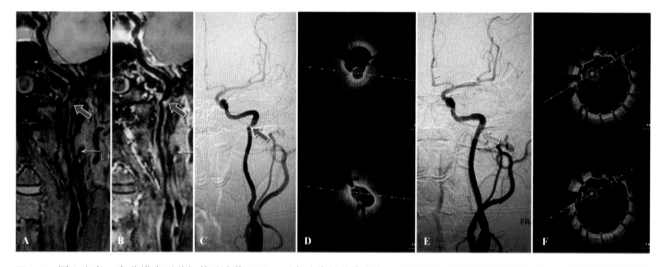

图 1-9　同上患者，高分辨率磁共振管壁成像显示，颈内动脉最狭窄的部位后壁有明显的纤维样增生（**A**），增强影像可见明显均匀强化（**B**）；造影证实颈内动脉重度狭窄（**C**）；进行血管内光学相干断层成像（OCT）检查，显示缺乏正常动脉的结构，表现为纤维化过度增生，并可见在增生组织以下，有局限性的壁间假腔（**D**）；予以支架血管成形术（**E**），术后 OCT 显示血管管径恢复正常，支架覆盖完全，贴壁性好（**F**）。该病例提示，颈动脉夹层可能会经历一个反复的过程，用药后较快改善，但可能因为内膜和平滑肌的修复而过度增生，出现"二次狭窄"

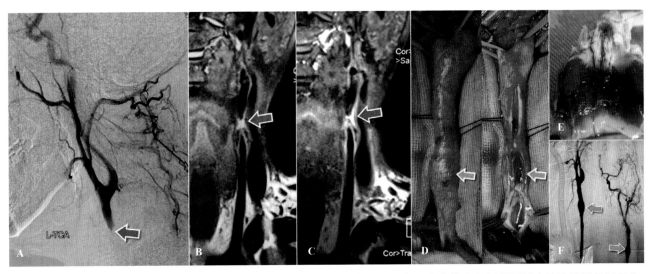

图 1-10　32 岁男性患者，2 年前因车祸导致全身多发创伤，包括左侧锁骨骨折，安全带在左侧颈部压迫导致局部软组织伤，患者外伤后曾有短暂的右侧肢体无力，很快恢复，但因为多发损伤，前后接受了 5 次外科手术，所以直至外伤 2 年后，因为左眼间断黑矇才再次就诊。外院造影显示，左侧颈总动脉闭塞，椎动脉经枕动脉、颈外动脉逆行灌注颈总动脉和颈内动脉（A）；高分辨率磁共振管壁成像显示左侧颈总动脉中段有明显的陈旧性血栓和纤维化组织（B），并伴有表面的增强（C）；采用 CEA 手术方式，可见颈总动脉局部明显膨隆突出（D），纵行切开颈总动脉，可见腔内明显血肿；将病变去除以后，切开可见壁间血肿呈现不同时期的血栓形成，并混杂纤维增生的成分（E）；术后造影提示管腔恢复（F）

3. 大动脉炎

大动脉炎曾经被认为是东亚人群好发，但近年的研究证实，在各个种族中都存在一定的发病，其确切的发病机制、发病率并不清楚。该病好发于中青年女性，可以有多脏器动脉的累及，一般被认为是自身免疫性疾病，治疗以皮质类固醇和免疫抑制剂为主[10]。但如果患者临床缺血症状频繁发作，且大动脉炎处于非活动期，也可以考虑外科或介入治疗，但再狭窄率极高，Mayo 诊所的长期随访数据显示，手术或介入治疗的再狭窄率分别高达 37% 和 62%[11]，虽然国内医生所报道的数据与此不同[12]，但确实提醒我们，对于病情稳定的大动脉炎，还是应以药物治疗为主。参见一个手术的病例（图 1-11）。

4. 纤维肌发育不良

纤维肌发育不良（fibromuscular dysplasia, FMD）是一种机制不详的血管疾病，可能源于遗传和环境的多重因素，累及中等直径的动脉，病理特征为血管壁中层发育不良，引起平滑肌分布异常，血管壁内形成纤维组织和网状结构，或可能造成血管壁的部分撕裂，从而导致节段性狭窄和扩张，容易伴发夹层[13]；这种多灶性的 FMD 一般表现为典型的"串珠样"血管形态，也有更少见的局灶的狭窄表现，或局部显著迂曲的表现，一般发生于儿童或青少年。与动脉硬化相比较，FMD 多发生于血管平直的中段，而非开口或分支部位，因为其发生部位多远离颈动脉分叉部位，CEA一般并不适用，对于有症状的患者，可以考虑支架治疗，参见一个典型病例（图 1-12）。

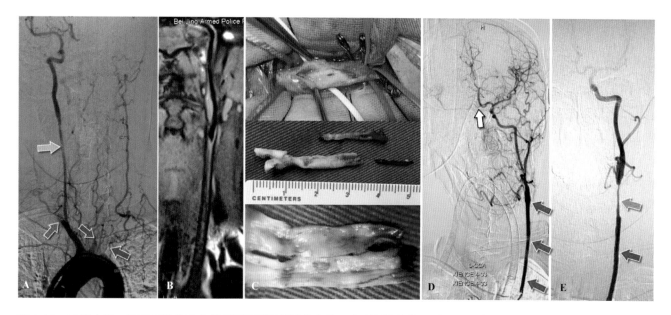

图1-11 19岁女性，因右侧肢体无力伴言语不利反复发作来诊。患者频繁发作，而且呈现出明显的血压相关性发作，卧位均正常，但坐位即出现明显的肢体无力，无法站立。DSA显示多发血管闭塞（**A**），左侧颈总动脉闭塞（红色箭头），左侧锁骨下动脉闭塞（紫色箭头），右侧锁骨下动脉闭塞（蓝色箭头），右侧颈总动脉狭窄（黄色箭头）；高分辨率磁共振管壁成像显示左侧颈总动脉内纤维样成分填充（**B**）；完善检查，确认患者的动脉炎处于非活动期，采用CEA切开颈动脉，取出纤维条索样结构（**C**）；术后造影显示左侧颈总动脉成功再通，并通过前交通动脉向右侧代偿（**D**）；术后4年复查，没有新发症状，DSA显示颈总动脉近端正常（绿色箭头），远端出现中度再狭窄（黄色箭头）（**E**）

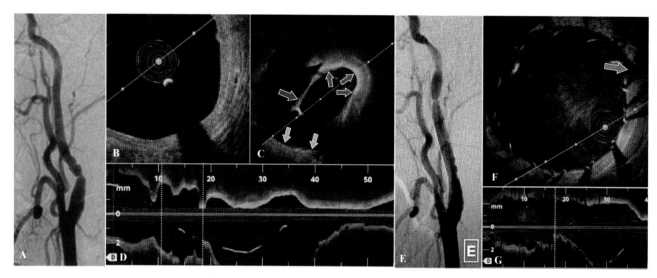

图1-12 42岁男性，偶发左眼黑矇2年来就诊。**A.** 造影显示颈内动脉重度狭窄，且呈现典型的"串珠样"病变；**B.** 位于最狭窄部位的远心端，节段性扩张的部位，OCT显示动脉壁内膜层缺失（缺乏正常管壁最内层高亮的内膜）；**C.** 最狭窄的部位，管腔内可见内膜层呈现夹层样翻翘突入管腔（紫色箭头），11点钟到3点钟方向（红色箭头）可见有内膜层，但6点钟方向仍无内膜结构（黄色箭头）；**D.** 沿血管长轴的定位图，左侧、右侧两个黄色虚线代表图B和图C的轴位图像定位；**E.** 在支架成形术后，原有的狭窄消失了；**F.** OCT显示支架贴壁良好，但在2点钟方向，管壁的内层可见撕裂（蓝色箭头）；**G.** 沿血管长轴的定位图，可见术前的重度狭窄和串珠样改变基本得到改善，黄色虚线代表图F所在轴位的图像定位

5. 放射线介导的颈动脉狭窄

　　大动脉在大剂量放射线照射后，可能导致血管的直接损伤，加速动脉粥样硬化的发展、内膜增生、中膜层坏死和外膜周围的纤维化，从而形成特殊的颈动脉狭窄[14]；一般在放射性损伤后数年至数十年发生，相比于动脉硬化病变，其脂质核心更小，炎症反应更少，

纤维化较多，似乎更加稳定，但也多见岛状的不连续动脉硬化成分，提示临床的不稳定性。放射线介导的颈动脉狭窄，由于周围组织的纤维化，手术存在一定的技术困难，据报道有较高的脑神经损伤发生率；但也有学者认为支架治疗可能伴随较高的再狭窄率，因此，对于二者的选择，存在一定争议。参见一个典型病例（图 1-13）。

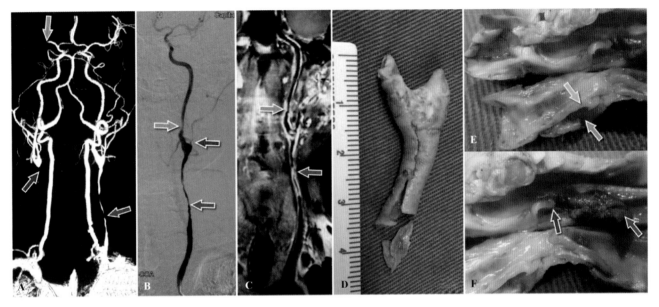

图 1-13　73 岁男性，鼻咽癌术后及放疗后 9 年，反复发作右侧肢体无力。**A.** CTA 可见左侧颈总动脉重度狭窄（红色箭头），右侧颈总动脉闭塞（蓝色箭头），右侧大脑中动脉闭塞（黄色箭头）；**B.** DSA 显示左侧颈总动脉（红色箭头）、颈内动脉（黄色箭头）串联重度狭窄，颈外动脉（蓝色箭头）极重度狭窄；**C.** 高分辨率磁共振管壁成像显示颈总动脉、颈内动脉（黄色箭头）多段不规则强化，颈总动脉内管腔不均匀信号充填（红色箭头）；**D.** 患者入院后接受了 CEA 手术，切除的斑块包括颈总动脉较长一段，总长度达到 3.5 cm；**E 和 F.** 切开斑块可见，颈内动脉狭窄的部位有大量脂质成分（黄色箭头），纤维帽很厚，较为完整（绿色箭头）；颈总动脉狭窄部位，部分纤维帽破裂（蓝色箭头），管腔内散在岛状分布的易损斑块（红色箭头）

6. 外界压迫所致颈动脉狭窄或闭塞

　　由于颈动脉具有较为有力的肌层，一般外在的压迫性病变很难导致管腔的狭窄或闭塞，但也有少见的情况存在，早在 1970 年就有类似的病例报道（图 1-14）[15]。在我们的临床实践中，这样的情况并不多见，但可能对

于特殊的病例，要注意茎突的不良作用，当茎突发育较长时，可能因为压迫导致颈内动脉出现夹层，进一步导致狭窄或闭塞，此时需要对茎突进行截短的手术，而非颈动脉内膜切除术（CEA）或颈动脉支架成形术（carotid artery stenting，CAS），才能避免进一步的临床恶化结局。参见一个典型病例（图 1-15）。

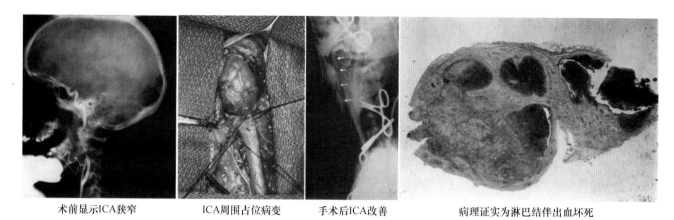

| 术前显示ICA狭窄 | ICA周围占位病变 | 手术后ICA改善 | 病理证实为淋巴结伴出血坏死 |

图 1-14　1970 年，Mandelbaum 报道了 1 例淋巴结出血坏死压迫颈内动脉的病例[15]

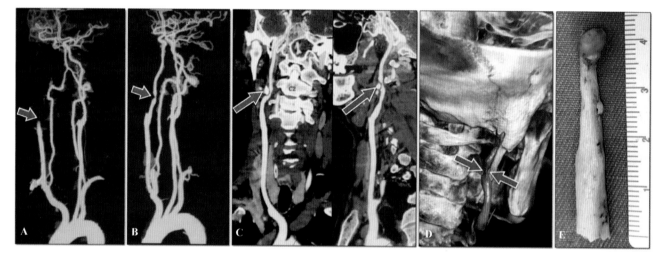

图 1-15　54 岁男性，突发左侧肢体无力，CTA 显示右侧颈内动脉闭塞（红色箭头）（**A**），由于药物治疗后改善，并未进行其他检查；6 个月后，患者再次发病，复查 CTA，发现右侧颈内动脉中段重度狭窄（红色箭头）（**B**），最大密度投影（MIP）图像可见有骨性物质（红色箭头）在血管外压迫颈内动脉（**C**）；DSA 结合骨性的重建显示，颈内动脉被增长的茎突压迫（红色箭头）（**D**），推测外部压迫导致夹层，从而首次发病表现为颈内动脉闭塞；采用手术的方式，切除多余的茎突（**E**），降低了血管再次受损的风险

7. 颈动脉蹼

颈动脉蹼（carotid web）是一种少见的特殊疾病，是年轻患者复发性缺血性卒中的可能原因[16]，多发生于颈动脉球部后部，线样突出于颈动脉管腔内，目前认为属于内膜型 FMD 的一类变异，其特征是动脉腔内突出纤维化病变，导致局部血流的湍流，产生血栓，并导致临床的血栓栓塞事件（图 1-16），目前尚不清楚其发生率、自然病史和治疗预后等细节，但确实值得我们关注。参见一个典型病例（图 1-17）[17]，病变呈现纯粹的纤维增生结构，而非动脉硬化，而且以顺血流方向生长，才能够在夹角处形成血栓并易于脱落，由于其生长的形态，个人更倾向于命名为"颈动脉崤"。

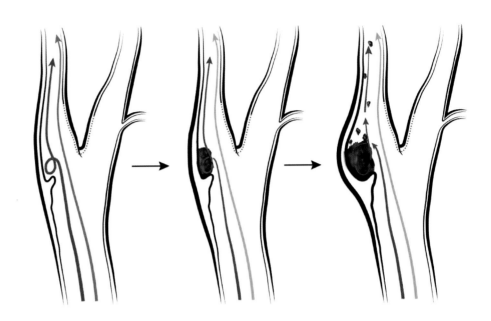

图 1-16 图示颈动脉蹼的卒中发病机制

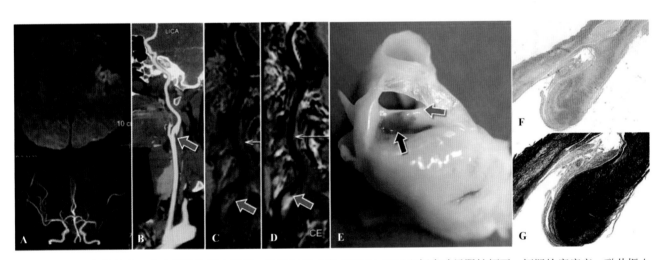

图 1-17 38 岁女性患者，以右侧肢体无力发病。弥散加权成像（DWI）可见左侧半球局限性梗死，怀疑栓塞病变，磁共振血管成像（MRA）显示左侧大脑中动脉（MCA）上干闭塞（**A**）；CTA 显示左侧颈内动脉系统没有明显的狭窄，但分叉部有一个尖端突起（红色箭头），突入到颈内动脉腔内（**B**）；高分辨率磁共振管壁成像显示，颈动脉分叉部局限突出（**C**），增强有均匀强化（**D**），推测为纤维样结构；去除病变后，可见类似"山崤"样结构突出于管腔内（红色箭头），在这个"山崤"与颈内动脉壁之间的夹角中，可见血栓形成（黑色箭头）（**E**）；病理切片显示，突出的结构为纤维组织，缺乏平滑肌层等结构（**F**），银染可见均匀的纤维化成分（**G**）

8. 颈动脉漂浮血栓

颈动脉内漂浮血栓是相对较少见的情况，这里所指的并非常见的斑块内出血，而是无狭窄或非重度狭窄的血栓形成，发生率可能仅为 0.05% ～ 0.5%，据报道与凝血障碍或炎症相关[18]，但也有学者认为是斑块侵蚀导致纤维帽发生细微的破裂[19]，引发血小板聚集，形成血栓，主要危害在于栓塞风险（图 1-18）。

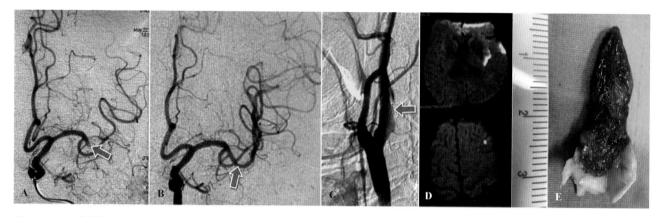

图 1-18　53 岁男性，突发言语障碍并右侧肢体无力 5 h 来诊。当时急诊进行了血管造影，显示大脑中动脉上干闭塞（红色箭头）（**A**）；经过快速的血管内机械取栓，闭塞的血管得以再通（绿色箭头），改良脑梗死溶栓分级（mTICI）达 3 级再通（**B**）；但当时颈动脉的造影有一些疑问，显示模糊不清的影像（红色箭头）（**C**），怀疑是血栓形成，但因为狭窄程度不重，并没有一期支架治疗；取栓术后患者恢复很快，DWI 显示仅有多发的栓塞灶（**D**）；但在超声的证实下，在几天后又接受了 CEA 手术，希望处理颈动脉血栓，防止再次栓塞，切除的血栓和斑块显示（**E**），斑块非常薄，狭窄程度很轻，怀疑斑块侵蚀导致的血栓形成

9. 颈动脉黏液瘤

心房黏液瘤是较为少见的疾病，其中可能会因为黏液瘤的脱落种植，导致颅内动脉的栓塞或动脉瘤，而颈动脉的黏液瘤是极为罕见的，至今仅有 3 例报道，我们曾治疗过这样 1 例罕见的病例[20]（图 1-19）。

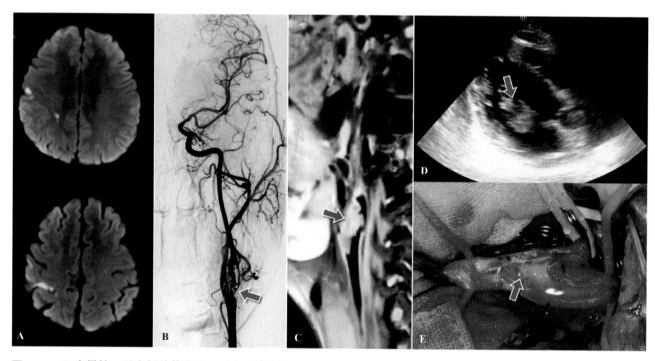

图 1-19　50 岁男性，以右侧肢体麻木、无力，伴言语不利 5 个月入院。患者发病当时的 DWI 显示，右侧半球散在栓塞灶（**A**），但左侧并没有梗死灶；之后，曾有 2 次晕厥发作，外院诊断为颈动脉狭窄，准备支架治疗，但患者拒绝并转来我院；完善检查，DSA 可见颈内动脉起始部扩大，血管腔内充填不规则信号（红色箭头）（**B**），高分辨率磁共振管壁成像显示血管腔内等信号占位性病变（**C**），心脏彩超提示黏液瘤（红色箭头）（**D**）；神经外科与心外科联合手术，分别进行肿瘤切除，术中可见颈动脉分叉部位有肿瘤充填（红色箭头）（**E**）

Tips：颈动脉狭窄常见的病因分析对于后期的治疗策略是至关重要的，应考虑到各种可能性进行判断，虽然动脉粥样硬化性狭窄最为多见，但如果患者并非好发的年龄，或缺乏常见的危险因素，一定要想到其他少见病因的可能性，否则可能误诊或导致错误的治疗选择。作为医生，诊断的意义是远大于治疗本身的。在这一章节中，仅是从我们团队的认识层面叙述一些可能的病因，但绝不仅限于此，因为我们的知识和经验是存在不足的，可能还有一些极为少见的因素导致颈动脉狭窄，"反常即为妖"，如何在诊断过程中发现这些反常的蛛丝马迹，并循迹确定诊断，是一个医生最重要的能力体现。

三、动脉粥样硬化的概述

动脉粥样硬化是颈动脉狭窄最常见的病因，也是人类最常见的疾病之一，多发生于弹性和肌性动脉中。一般而言，主动脉最早受到影响，其次是颈动脉、冠状动脉和髂股动脉，其他部位相对较少。动脉粥样硬化好发于分支或分叉部位，容易在低剪切位点发生。究其发生机制，有众多学说，包括脂质浸润学说、血栓形成学说、损伤应答学说等。

Atherosclerosis 这个词汇有两个重要的词根，一是"athero"，来自希腊语，是粥或蜡的意思，突出表达的是该病变的不稳定性，对应于动脉粥样硬化斑块内的坏死核心区域；第二个词根是"sclerosis"，意思是硬化，指的则是斑块周边的硬化。可见粥样和硬化是该疾病最为重要的两个病理特点，无数医生针对不同的动脉粥样硬化类型，对其病理特点和临床转归进行研究，以期更深入地了解该类疾病。一个突出的代表性成果是在 1994 年和 1995 年发表在 Circulation 杂志的共识文件[21-22]，这是由 Stary 教授领导的美国心脏协会（AHA）动脉粥样硬化血管损伤共识小组总结做出的动脉粥样硬化斑块的术语定义（图 1-20），包括如下 6 种类型：Ⅰ型是初始病变，表现为适应性内膜增厚，属于无法通过肉眼可见的变化；Ⅱ型是脂质条纹，表现为在动脉内膜肉眼可见的黄色条纹；Ⅲ型称为过渡型或中间型病变，在 30 岁的人群中即可见到；Ⅳ型为动脉粥瘤，属于较晚期的动脉粥样硬化，该阶段已经形成脂质核心和易损区域，但管腔并不显著狭窄；Ⅴ型是纤维粥瘤或具有厚纤维帽的动脉粥样硬化，这个阶段动脉管腔明显狭窄，可能导致临床事件；Ⅵ型是合并其他病变的复杂斑块病变，包括合并斑块表面破裂、出血或血栓形成。

虽然动脉粥样硬化有复杂的病理分期，但作为临床医生，最关注的还是病理类型与临床的关联性。心脏病学家通过尸检资料获得可能导致冠状动脉闭塞或突发死亡的斑块特性，包括斑块破裂、侵蚀等关键词，将这一类斑块定义为"罪犯斑块"（culprit plaque），但罪犯斑块表明已经发生了临床事件后的特性，如何判断动脉粥样硬化从无症状变为可能的症状性，一直困扰着很多学者，逐渐开始使用"易损斑块"（vulnerable plaque）这个词汇，是指那些容易变成罪犯斑块的、具备潜在高风险的斑块，也就是容易发生血栓形成或快速进展的斑块。2003 年，Naghavi 教授等在 Circulation 杂志发表了 2 篇经典文献《从易损斑块到易损患者》[23-24]，虽然针对的是冠状动脉粥样硬化，但对整个动脉粥样硬化的临床评价起到深远的影响。他们从尸检获知"罪犯斑块"的特性，总结出"易损斑块"的定义标准（框 1-1），同时制定了斑块易损性的标志物（框 1-2），随着科学研究的深入，标志物越来越多，检查手段越来越详尽，而我们对于具有临床潜在风险的动脉粥样硬化也了解得更加清晰。

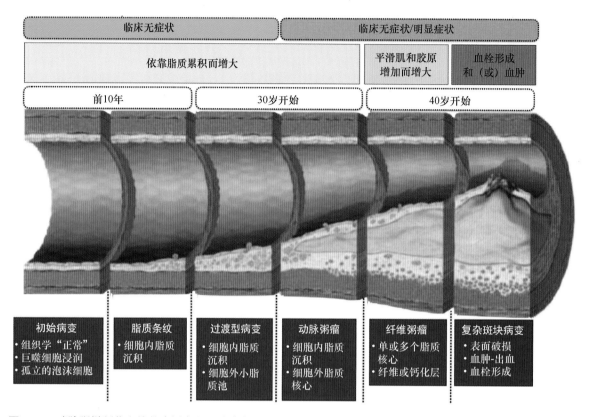

图 1-20 动脉粥样硬化斑块的术语定义（改编自美国心脏协会 2004 年版）

框 1-1 易损斑块的定义标准
主要标准
活动性炎症（单核细胞或巨噬细胞浸润，有时 T 淋巴细胞） 具有大脂质核心的薄纤维帽 内皮剥落伴表面血小板聚集 斑块出现裂隙 狭窄程度超过 90%
次要标准
表浅的钙化小结 斑块呈现闪亮的黄色 斑块内出血 内皮功能障碍 正性重塑

框 1-2　斑块易损性的标志物
斑块形态或结构
斑块纤维帽厚度
斑块脂质核心大小
狭窄度
重塑（正性 *vs.* 负性重塑）
颜色（黄色、闪亮的黄色、红色等）
胶原蛋白与脂质含量对比，斑块的机械稳定性（刚性和弹性）
斑块的钙化负担和模式（结节 *vs.* 分散，表浅 *vs.* 深面等）
剪切应力（整个冠状动脉的流动模式）
斑块活动或功能
斑块炎症（巨噬细胞密度、单核细胞浸润程度和活化 T 细胞密度）
内皮剥落或功能障碍（产生局部 NO，内皮的抗凝或促凝特性）
斑块的氧化应激
浅表血小板聚集和纤维蛋白沉积（残余附壁血栓）
凋亡率
新生血管生成、滋养血管破裂和斑块内出血等
纤维帽内基质金属蛋白酶的活性（MMP 2、3、9 等）
某些微生物抗原（如 HSP60、肺炎衣原体）
泛动脉
血清中易损标志物的经冠状动脉梯度
冠状动脉钙负荷总量
总冠状动脉血管反应性（内皮功能）
包括外周动脉的斑块总负荷

NO，一氧化氮；MMP，基质金属蛋白酶

Tips： 还记得在刚刚进入缺血性脑血管病这个领域的时候，曾经阅读过大量国外文献，也就是那个时候阅读到刚刚发表的有关易损斑块的经典文献和众多的心血管文献，直至今日，神经系统血管的很多知识仍然源自于冠状动脉。作为一名外科医生，如果不了解病理，很难做到科学的处理病变，具体到 CEA 手术中，我曾经听很多医生在讨论去除斑块后如何处理残留在血管壁上的"内膜"，或"揪"干净，或用小纱布块尽量"擦拭"干净，殊不知内膜位于斑块的内表面，早就随斑块被我们剥脱掉，而残留的其实是中膜层——我们需要刻意保留的部分，而当你真正了解了动脉硬化和动脉结构，你才会发现，我们应该费尽心思地减少之前所谓斑块的剥脱深度，尽最大可能保留中膜层（图 1-21），才能保住肌性动脉的生理功能，改善 CEA 的远期疗效。另一方面，作为一个医生，永远要为患者选择最合适的治疗方式，如果你面对一个易损斑块，可能会放弃介入治疗，而选择 CEA 手术。

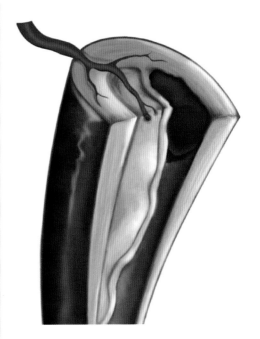

图 1-21　动脉硬化和相关结构，提示斑块发生于内膜层与中膜层之间

参考文献

［1］Fine-Edelstein JS，Wolf PA，O'Leary DH，et al. Precursors of extracranial carotid atherosclerosis in the Framingham Study. Neurology，1994，44：1046-1050.

［2］de Weerd M，Greving JP，Hedblad B，et al. Prediction of asymptomatic carotid artery stenosis in the general population：identification of high-risk groups. Stroke，2014，45：2366-2371.

［3］White H，Boden-Albala B，Wang C，et al. Ischemic stroke subtype incidence among whites，blacks，and Hispanics：the Northern Manhattan Study. Circulation，2005，111（10）：1327-1331.

［4］王薇，武阳丰，赵冬，等.中老年人群颈动脉粥样硬化分布特点及影响因素分析.中华心血管病杂志，2010，38（06）：553-557.

［5］Chaturvedi S，Sacco RL. How recent data have impacted the treatment of internal carotid artery stenosis. Journal of the American College of Cardiology，2015，65（11）：1134-1143.

［6］Halliday A，Harrison M，Hayter E，et al. On behalf of the Asymptomatic Carotid Surgery Trial（ACST）Collaborative Group. 10-Year stroke prevention after successful carotid endarterectomy for asymptomatic stenosis（ACST-1）：a multicentre randomised trial. Lancet，2010，376：1074-1084.

［7］Barnett HJ，Taylor DW，Eliasziw M，et al. Benefit of carotid endarterectomy in patients with symptomatic moderate or severe stenosis. North American Symptomatic Carotid Endarterectomy Trial Collaborators. N Engl J Med，1998，339（20）：1415-1425.

［8］Betancourt M，Van Stavern RB，Share D，et al. Are patients receiving maximal medical therapy following carotid endarterectomy？ Neurology，2004，14，63（11）：2011-2015.

［9］CADISS trial investigators，Markus HS，Hayter E，et al. Antiplatelet treatment compared with anticoagulation treatment for cervical artery dissection（CADISS）：a randomised trial. Lancet Neurol，2015，14（4）：361-367.

［10］Seyahi E. Takayasu arteritis：an update. Curr Opin Rheumatol，2017，29（1）：51-56.

［11］Labarca C，Makol A，Crowson CS，et al. Retrospective comparison of open versus endovascular procedures for Takayasu arteritis. J Rheumatol，2016，43（2）：427-432.

［12］Peng M，Ji W，Jiang X，et al. Selective stent placement versus balloon angioplasty for renovascular hypertension caused by Takayasu arteritis：two-year results. Int J Cardiol，2016，205：117-123.

［13］Khoury MH，Gornik HL. Fibromuscular dysplasia（FMD）. Vasc Med，2017，22（3）：248-252.

［14］Fernández-Alvarez V，López F，Suárez C，et al. Radiation-induced carotid artery lesions. Strahlenther Onkol，2018，194（8）：699-710.

［15］Mandelbaum I，Kalsbeck JE. Extrinsic compression of internal carotid artery. Ann Surg，1970，171（3）：434-437.

［16］Coutinho JM，Derkatch S，Potvin AR，et al. Carotid artery web and ischemic stroke：a case-control study［published correction appears in Neurology，2017，89（5）：521］. Neurology，2017，88（1）：65-69.

［17］Ma Y，Yang B，Jiao L. Teaching NeuroImages：Pathology and thromboembolism of carotid web. Neurology，2020，94（7）：e762-e763.

［18］Singh RJ，Chakraborty D，Dey S，et al. Intraluminal Thrombi in the Cervico-Cephalic Arteries. Stroke，2019，50（2）：357-364.

［19］Mauriello A，Servadei F，Sangiorgi G，et al. Asymptomatic carotid plaque rupture with unexpected thrombosis over a non-canonical vulnerable lesion. Atherosclerosis，2011，218（2）：356-362.

［20］Yang B，Ma Y，Hua Y，et al. Teaching NeuroImages：Internal carotid artery stenosis due to myxoma in a patient with Carney complex. Neurology，2018，91（9）：e884-e885.

［21］Stary HC，Chandler AB，Glagov S，et al. A definition of initial，fatty streak，and intermediate lesions of atherosclerosis. A report from the Committee on Vascular Lesions of the Council on Arteriosclerosis，American Heart Association. Circulation，1994，89（5）：2462-2478.

［22］Stary HC，Chandler AB，Dinsmore RE，et al. A definition of advanced types of atherosclerotic lesions and a histological classification of atherosclerosis. A report from the Committee on Vascular Lesions of the Council on Arteriosclerosis，

American Heart Association. Arterioscler Thromb Vasc Biol，1995，15（9）：1512-1531.

［23］Naghavi M，Libby P，Falk E，et al. From vulnerable plaque to vulnerable patient：a call for new definitions and risk assessment strategies：Part I. Circulation，2003，108（14）：1664-1672.

［24］Naghavi M，Libby P，Falk E，et al. From vulnerable plaque to vulnerable patient：a call for new definitions and risk assessment strategies：Part II. Circulation，2003，14，108（15）：1772-1778.

第二章

颈动脉狭窄——那些有意义的检查

作为一个预防性手术，CEA手术的目的是预防卒中，安全性是最基本的要求；另外，虽然手术部位在颈部，但影响的却是脑血管，因此，细致的检查是非常重要的。我们希望用更加无创的手段发现并随访病变，同时，需要用更加精细和全面的方法来评价病变和下游脑组织的血供情况，从而更加安全地进行手术治疗。在这一章中，我们并没有对这些检查手段进行细致深入的总结，因为每一项内容都是值得一生去钻研的，只是从外科应用的角度，简单叙述一下，并提供一些经典的病例，以便于理解。

一、脑组织检查

我们将脑组织的检查放在首要位置，因为CEA手术的治疗部位虽然在颈部，但效应靶点却是脑组织，CEA术前和术后的脑组织检查是必需的。计算机断层扫描（CT）与磁共振成像（MRI）都是每一位医生所熟知的，我们不再为此浪费笔墨，只是把一些我们认为重要的或是容易忽略的内容再总结一下。

1.磁共振成像检查的重要性

与CT相比较，MRI能够提供脑组织更多的信息，尤其是对于梗死不同时期的判断方面，具有无可比拟的优越性。在急性脑梗死时，细胞膜的离子泵损坏，导致离子和水滞留在细胞内，形成细胞毒性脑水肿，从而增加细胞内压力，使细胞内弥散减少，产生DWI高信号，经过反转后，表观弥散系数（ADC）图产生低信号（图2-1和图2-2）。与之相鉴别的是血管源性脑水肿，细胞外存在更多自由流动的水。两种脑水肿的磁共振成像（MRI）差异见表2-1。

2. ASPECT评分

ASPECT评分[1]对于脑卒中的定量影像评价是非常重要的，一般采用丘脑和基底节水平的层面及其头侧10 mm的层面，预先将大脑中动脉区分为10个感兴趣区域，任何一个区域出现局灶性肿胀或低密度改变，则减去1分，最后计算总分，10分意味着正常CT结果，而0分则代表大脑中动脉整个分布区的弥漫性缺血病变（图2-3）。ASPECT评分有利于在症状后早期进行干预时，判断手术的风险，排除大面积脑梗死，即所谓小于大脑中动脉分布区1/3区域的限制，可以通过ASPECT评分进行数字化评价，同时也有利于推测患者从血运重建中的获益。

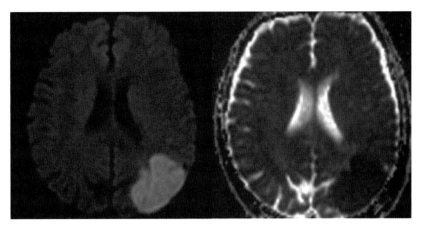

图 2-1 新发脑梗死的 DWI 与 ADC 影像

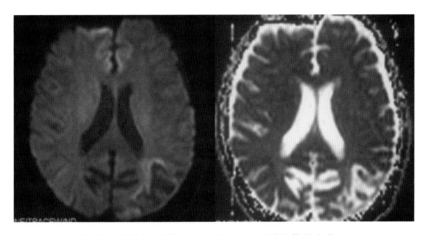

图 2-2 40 天后复查磁共振成像，DWI 与 ADC 不同的信号变化

表 2-1 细胞毒性脑水肿与血管源性脑水肿的 MRI 鉴别

	细胞毒性脑水肿	血管源性脑水肿
T1 加权	低信号	低信号
T2 加权	高信号	高信号
FLAIR	高信号	高信号
DWI	高信号	低信号
ADC	低信号	高信号

FLAIR，液体衰减反转恢复序列；DWI，弥散加权成像；ADC，表观弥散系数

3. 脑组织检查与卒中机制的关联

脑梗死实际可以看作是一系列临床综合征，并非单一病因学疾病，如何做到从脑梗死联系到脑血管，就需要对卒中机制进行分析和探究。TOAST 分型[2]是被广泛采用的卒中机制分型方法（图 2-4），革命性地借助辅助检查进行临床分型，弱化了脑梗死时杂乱的临床表现对我们的困扰。

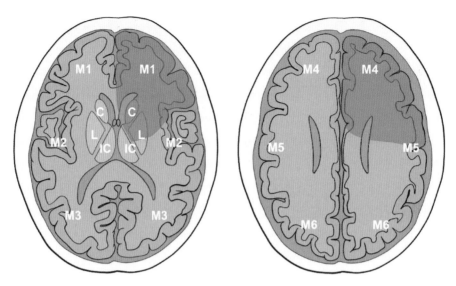

梗死累及左侧尾状核（C）、豆状核（L）、M1、M4和M5区，ASPECT评分为
10−5＝5分

图 2-3 ASPECT 评分

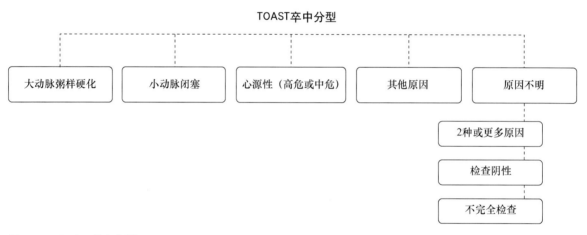

图 2-4 TOAST 卒中分型

Tips: 我们一般建议在 CEA 术前、术后都要有一个磁共振成像检查，尤其要包括弥散加权成像（DWI）。术前检查的目的是为了排除新发梗死，部分区域或较大的新发梗死可能增加再灌注损伤的风险；而术后检查则是为了确认有无新发梗死，验证自己手术的效果，并指导术后的用药。当患者因为各种因素无法接受磁共振成像检查时，CT 是必需的，并应与近期的 CT 相比较，以期发现较新的病灶。另外，对于脑组织和脑血管多种检查的综合判断是非常重要的，例如，当我们面对一个症状性颈动脉中度狭窄时，一般不会简单地照搬指南建议直接手术治疗，而是会根据患者的梗死类型和斑块的稳定性综合评价，如果脑组织检查表现为散在的栓塞病灶，但颈动脉表现为稳定斑块时，则应该增加其他检查去寻找栓塞的可能机制，包括心源性或主动脉弓源性，而如果是分水岭梗死，也许更应该去评价患者的血压波动性和变异度，这都是通过脑组织检查逆向推导发病机制，并进而进行临床决策的基本要求。

二、脑血管检查

对于颈动脉狭窄而言，全脑血管的评价是最基本的要求，这包括我们常说的"六血管"系统，即包括双侧的颈内动脉、颈外动脉和椎基底动脉系统，包括颅内外动脉系统。目前有多种方法进行检查和评价，除了明确狭窄和确定狭窄程度之外，有的检查还可以提供管腔形态和周围结构等信息。

1. 颈动脉超声和经颅多普勒检查

有研究表明，超声二维灰阶成像、彩色多普勒血流成像及频谱多普勒血流动力学参数分析模式对颈动脉粥样硬化病变的检测具有速度快、安全和方便等优势。据报道，超声诊断的敏感度可以高达91%，特异度达95%[3]。同时，颈动脉超声评估颈动脉狭窄斑块，可以提供很多包括血管管径、动脉粥样硬化内容物、纤维帽、钙化、出血坏死等信息（图2-5至图2-10），对于颈动脉狭窄的诊断、CEA的术前评估、术中监测和长期随访具有难以替代的作用。

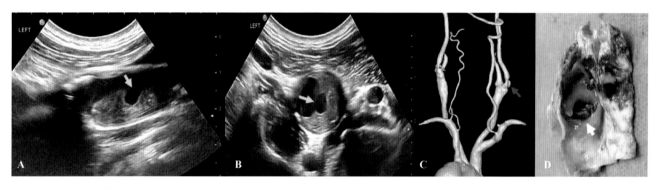

图2-5　颈动脉溃疡斑块的超声与CTA图像及标本展示。**A**和**B.**颈动脉超声二维图像显示颈内动脉近段纵断面（**A**）及横断面（**B**）图像，黄色箭头指示处为斑块表面纤维帽中断及溃疡；**C. CTA**三维重建显示溃疡所在（红色箭头处）；**D.**内膜切除术标本可见斑块溃疡（白色箭头处）

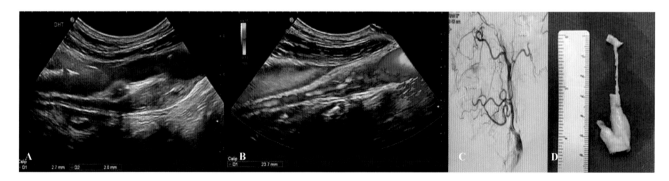

图2-6　颈动脉重度狭窄负性重构的超声与DSA图像及标本展示。**A.**颈动脉超声二维图像显示颈内动脉起始段重度狭窄，狭窄以远的颈内动脉管径细（负性重构），内径2.0～2.7 mm；**B.**彩色血流成像测量责任斑块长度范围23.7 mm，斑块以远颈内动脉血流纤细；**C. DSA**显示颈内动脉颅外段纤细；**D.**内膜切除术标本显示颈动脉狭窄斑块及狭窄远端纤细的颈内动脉

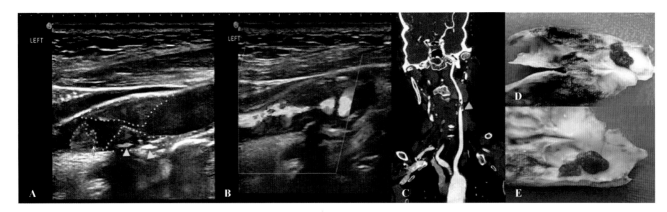

图 2-7 颈动脉出血坏死性斑块伴狭窄远端血栓的超声与 CTA 图像及标本对比。**A.** 颈动脉超声二维图像显示颈内动脉近端斑块造成管腔重度狭窄（黄色虚线为斑块轮廓），斑块内部低回声区（红色箭头处）提示斑块以出血坏死成分为主，基底部强回声（黄色箭头处）为钙化成分，狭窄远端还可见管腔内附着的不规则血栓（蓝色虚线标记区）；**B.** 彩色血流成像显示管腔狭窄及狭窄远端血流充盈缺损（血栓）；**C.** CTA 图像显示斑块基底部钙化（黄色箭头）与远端血栓（红色箭头）；**D.** CEA 斑块切开可见斑块成分以出血坏死为主；**E.** 斑块远心端附壁血栓

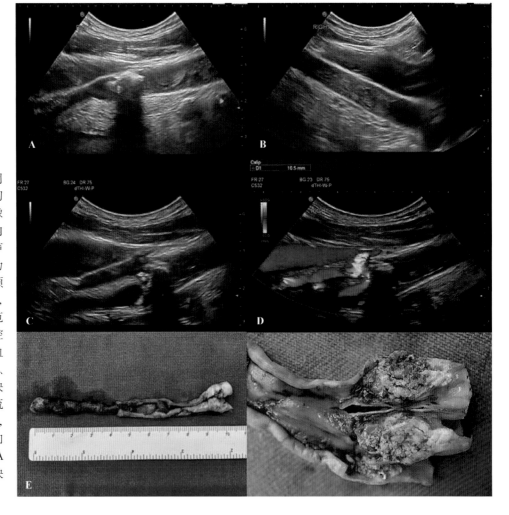

图 2-8 颈动脉斑块致管腔闭塞继发血栓的超声与内膜切除术标本。**A.** 超声二维图像显示颈内动脉起始段管腔内充填强回声斑块伴有后方声影，提示斑块成分以钙化为主；**B.** 超声二维图像显示颈总动脉起始段管腔内无回声，提示为通畅的管腔，测量范围长 10.5 mm，中远段管腔内充填中低回声提示继发血栓形成；**C.** 显示颈总、颈内、颈外动脉分叉水平可见斑块累及颈外动脉；**D.** 彩色血流显像可见颈总动脉远段闭塞，甲状腺上动脉血流方向逆转向颈内及颈外动脉供血；**E.** CEA 术中取出斑块及血栓；**F.** 斑块切开后切面可见颗粒状钙化

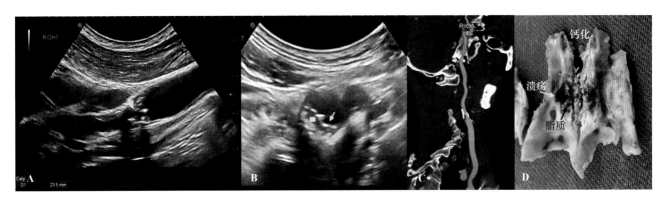

图 2-9　颈动脉斑块性质多样性超声与内膜切除术标本。**A.** 颈动脉二维超声显示颈动脉长轴，斑块回声不均匀、形态不规则，可见溃疡（黄色箭头处）及斑块基底部钙化（红色箭头处）；**B.** 超声横断面显示斑块溃疡（黄色箭头处）、脂质为主的低回声区（黄色方块）及基底部钙化（红色三角）；**C. CTA** 显示斑块环形钙化；**D. CEA** 斑块切面展示溃疡（黄色箭头处）、脂质（黑色箭头处）及钙化（红色箭头处）

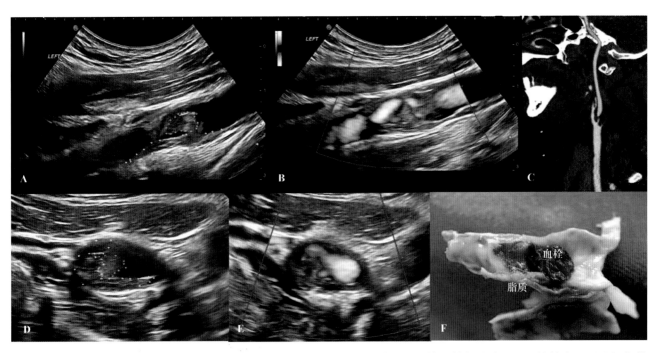

图 2-10　颈动脉斑块破裂表面血栓的超声图像与标本展示。**A.** 颈动脉二维图像，黄色虚线显示斑块轮廓，可见红色箭头指示处纤维帽不连续（斑块破裂）伴内部低回声区（脂质成分），斑块表面继发血栓形成（蓝色虚线处）；**B.** 彩色多普勒血流成像显示管腔重度狭窄伴有血流充盈缺损；**C. CTA** 显示同样的血流充盈缺损；**D** 和 **E.** 同一位置的二维与彩色多普勒血流成像对照图，显示斑块轮廓（黄色虚线）与表面血栓（蓝色虚线）；**F.** 斑块切面显示黄色的脂质成分与斑块表面的血栓。

2. CT 血管成像

　　CT 血管成像（CT angiography，CTA）是在静脉注射对比剂后，通过 CT 进行采集，可以在较短的时间内获得从主动脉弓直至颅内动脉的血管影像，已经成为主流的血管检查手段。与 DSA 相比较，其创伤小、成本低，分辨率可以达到毫米级别，且借助三维（3D）技术，可以获得多角度的成像，但存在钙化时，可能影响狭窄程度的判断。总体而言，CTA 在颈动脉狭窄诊断中的敏感度和特异度是较为满意的，根据不同的患者选择和成像技术，在不同研究中表现不同，其灵敏度在65% ～ 100%，特异度在63% ～ 100%[4]。通过CTA，我们会获得横断面影像、多平面重建（multiplanar reconstruction，MPR）、最大密度投影（maximum intensity projection，MIP）、曲面重建（curved planar reformation，CPR）和容积重现（volume rendering，VR）图像等。一般而言，横断面影像和多平面重建（MPR）、最大密度投影（MIP）图像对狭窄程度和位置的判断更加准确，容积重现（VR）图像可能对狭窄度产生过高的估计，并不适用于狭窄度的测量（图2-11）。

3. MR 血管成像

MR 血管成像（magnetic resonance angiography，MRA）是通过采集流动的血流与组织之间的信号差异而获得的，常用的成像技术主要包括时间飞跃法（time-of-flight MRA，TOF-MRA）、相位对比法（phase-contrast MRA，PC-MRA）和强化成像法（contrast-enhanced MRA，CE-MRA）。其中，时间飞跃法（TOF-MRA）完全不需要对比剂，非常安全，分为二维或三维技术。二维 TOF-MRA 是单层采集，对慢血流较为敏感，但比较容易受到湍流的影响产生假象，成像效果不佳，而且对层面内的血流不敏感；三维 TOF-MRA 是对整个容积进行激发和采集，空间分辨率更高，也不容易受到湍流的影响，图像更加清晰，但对慢血流非常不敏感，而且扫描时间较长。相位对比法（PC-MRA）同样不需要对比剂增强，与 TOF-MRA 相比较，扫描时间较长，图像处理复杂，应用较 TOF-MRA 少。强化图像法（CE-MRA）是利用顺磁性对比剂缩短血液的 T1 值，从而造成血液和毗邻组织之间的较强对比度产生血管影像，可以更加清晰地显示血管的解剖状况，而不受血流的影响。对于颈动脉狭窄而言，不同 MRA 技术的选择可能产生不同的结果（图2-12），研究显示，如果做 TOF 检查，每30例颈动脉重度狭窄就可能会有1例被遗诊，而对于颈动脉闭塞，每20例就会有1例错误诊断，显然这个结果是不能令人满意的。与 DSA 相比较，有 meta 分析显示[5]，TOF-MRA 对颈动脉重度狭窄的敏感度和特异度分别为91.2%和88.3%，CE-MRA 分别为94.6%和91.9%。

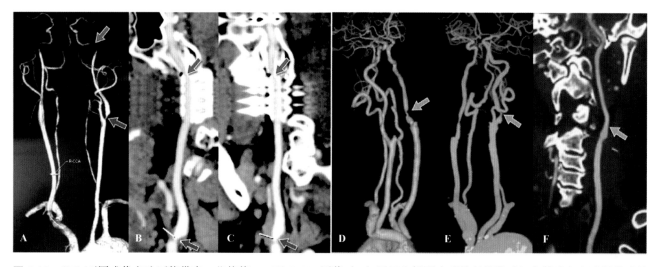

图 2-11　CTA 不同成像方法可能带来一些偏倚。A 至 C. VR 图像（A）显示左侧颈内动脉起始段（红色箭头）和岩骨段（蓝色箭头）重度狭窄，接近闭塞，但在多角度 MPR 图像（B 和 C）中，颈内动脉起始段仅表现为中度狭窄，岩骨段轻度狭窄；D 和 E. VR 图像（D）和 MIP 图像（E）均显示左侧颈内动脉重度狭窄，但 MPR 图像（F）显示基本正常（黄色箭头）

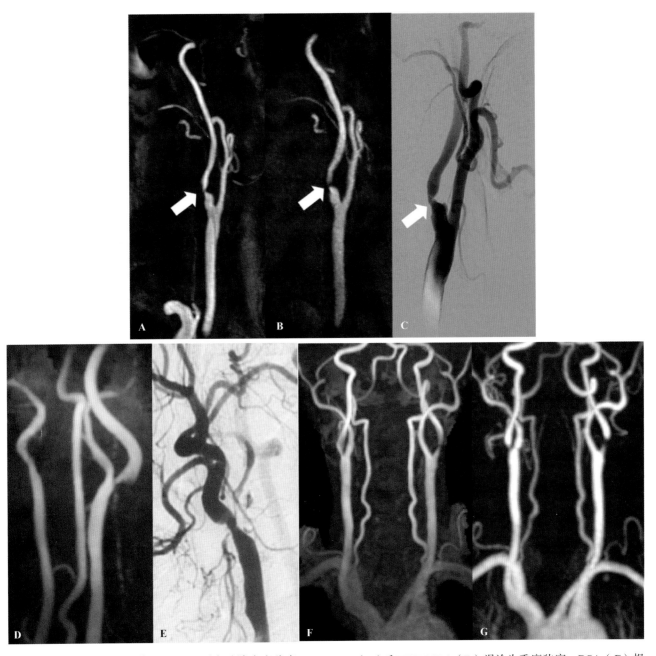

图 2-12 不同的 MRA 影像。**A** 至 **C.** 颈内动脉中度狭窄，CE-MRA（**A**）和 TOF-MRA（**B**）误诊为重度狭窄，DSA（**C**）提示中度狭窄；**D** 和 **E.** 右侧颈内动脉重度狭窄，TOF-MRA（**D**）误诊为闭塞，DSA（**E**）提示重度狭窄；**F** 和 **G.** 双侧颈内动脉重度狭窄，TOF-MRA（**F**）与 CE-MRA（**G**）对比，CE-MRA 显示血管更加清晰

4. 脑血管造影

脑血管造影被称为脑血管检查的"金标准"，上述无创的检查都是要与之进行对比来获得敏感度和特异度，但并非"金标准"是最适合所有患者的检查手段。首先，DSA存在一定风险，毕竟需要动脉穿刺、导管操作和对比剂的应用，所以不可避免会有一定的并发症可能性，不同的报道安全性不同，Mayo诊所的大样本回顾性研究显示DSA后神经系统并发症高达2.63%，穿刺局部并发症4.3%，系统并发症2.5%，值得我们警惕；其次，虽然DSA分辨率很高，成像最为清晰，但难以显示多角度成像，在不同成像角度可能获得不同的信息，而颈动脉狭窄多见偏心性狭窄，所以可能会因为不恰当的角度选择而遗漏或低估病变（图2-13），三维重建技术可以弥补这个缺点，但可能会高估狭窄度而夸大病变。一项研

究包括了103例CEA患者，将斑块横向切开并对照影像学评估[6]，结果显示，脑血管造影低估了14.5%的组织狭窄，而MRA仅低估了0.7%的组织狭窄。

5. 颈动脉狭窄相关血管检查的选择和优劣

如上所述，我们现在有多种方法进行颈动脉狭窄的检查，每一项都各有优劣（表2-2）。从手术指征这样严谨的角度而言，无疑DSA是最佳选择，但存在一定的风险成本；超声和TOF-MRA几乎无风险成本，但准确性和客观性存在不足。对于这几种无创检查手段，有很多学者针对其与DSA相比的敏感度和特异度进行研究，值得我们关注的是2篇meta分析[5, 7]，结果显示单一无创检查都很难达到外科手术所要求的严谨性（表2-3），可能带来更多不必要的手术。据研究，在每100例短暂性脑缺血发作（transient ischemic attack，TIA）

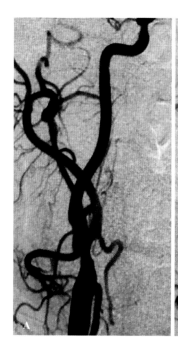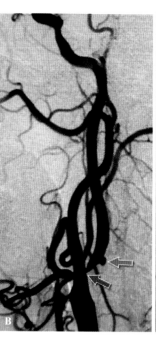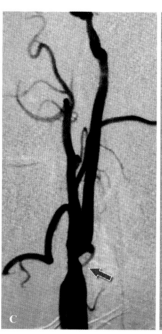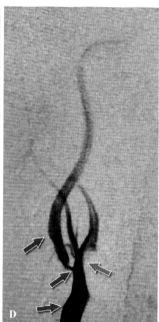

图2-13 同一患者右侧颈动脉狭窄的不同DSA角度影像。**A.**标准正位，未显示颈动脉分叉，未见明显狭窄；**B.**标准侧位，可见颈动脉分叉，颈内动脉重度狭窄，较为局限（红色箭头），颈内动脉狭窄上方可见溃疡形成的龛影（黄色箭头）；**C.**左斜位45°，颈动脉分叉显示不清，显示中度狭窄，但难以判断位于颈总动脉末端还是颈内动脉起始段；**D.**右斜位45°，可见颈动脉分叉，颈内动脉重度狭窄，斑块较长，最狭窄的部位也并非局限（红色箭头），颈外动脉可见偏心斑块导致管腔中度狭窄（黄色箭头）。显然，依据这4个影像，做出的治疗决策和手术细节是完全不同的

表 2-2 概括多种血管检查手段在颈动脉狭窄中的特点和应用

	超声	CTA	TOF-MRA	CE-MRA	DSA
ICA 狭窄	好	最佳	好	很好	最佳
形态学评价	很好	很好	尚可	最佳	好
近端血管的评价	好	好	尚可	最佳	最佳
颅内血管的评价	配合 TCD	最佳	好	最佳	最佳
外科医生的接受度	尚可	最佳	好	很好	最佳
风险成本	无	较低	无	很低	中低

CTA，CT 血管成像；TOF-MRA，时间飞跃法 MRA；CE-MRA，强化成像法 MRA；DSA，数字减影脑血管造影；ICA，颈内动脉；TCD，经颅多普勒超声

表 2-3 不同检查手段在颈动脉狭窄诊断中的价值

	超声	CTA	TOF-MRA	CE-MRA
70%～99% 狭窄				
敏感度	0.89（0.85～0.92）	0.77（0.68～0.84）	0.88（0.82～0.92）	0.94（0.88～0.97）
特异度	0.84（0.77～0.89）	0.95（0.91～0.97）	0.84（0.76～0.97）	0.93（0.89～0.96）
50%～69% 狭窄				
敏感度	0.36（0.25～0.49）	0.67（0.30～0.90）	0.37（0.26～0.49）	0.77（0.59～0.89）
特异度	0.91（0.87～0.94）	0.79（0.63～0.89）	0.91（0.78～0.97）	0.97（0.93～0.99）
0～49% 狭窄或 100% 闭塞				
敏感度	0.83（0.73～0.90）	0.81（0.59～0.93）	0.81（0.70～0.88）	0.96（0.90～0.99）
特异度	0.84（0.62～0.95）	0.91（0.74～0.98）	0.88（0.76～0.95）	0.96（0.90～0.99）

CTA，CT 血管成像；TOF-MRA，时间飞跃法 MRA；CE-MRA，强化成像法 MRA

或卒中的患者中，通过脑血管造影确定手术的仅占 5.4%～5.9%，通过 MRA 确定手术的增加到 6.8%～12.9%，而单纯通过超声确定手术的比例高达 17.1%～24.7%。一项包括 167 例患者的前瞻性研究发现[8]，在 CEA 之前最具成本效益的影像评价方法是颈动脉超声和 CE-MRA，仅在出现差异时才进行 DSA。因此，一般我们建议，对患者进行初步筛查或基本诊断时，可以采用无创的方法，但在术前明确手术指征，则需要 DSA 或高质量的 CTA 或 CE-MRA，或结合至少两种无创检查来核实。

6. 颈动脉狭窄程度的测量

颈动脉狭窄的治疗指征是非常依赖于狭窄程度的，所以对狭窄程度的测定和判断就变得异常重要，但其随着不同的检查手段和计算方法而不同，最常用的测量方法是基于 DSA 影像进行的，有 NASCET、ECST 和 CC 法三种（图 2-14），均是以最狭窄处血管的直径作为

分子，差异在于分母的选择。其中，NASCET 法以颈内动脉远端正常的血管直径为分母（造影显示的动脉前后壁呈平行线时，以此来提示是远端正常血管），ECST 法以颈动脉狭窄部位推测的原始管径作为分母，CC 法则以颈总动脉管径作为分母，这三种方法中最被广泛接受

的是 NASCET 法，很多学者针对三种测量方法的对比进行了细致的研究（表2-4）。总体来看，ECST 法和 CC 法与 NASCET 法相比都是过高计算狭窄程度的（表2-5），因为现行的手术指征均是基于 NASCET 法，所以要避免错误地选择计算方法从而造成适应证的扩大。

表 2-4　颈动脉狭窄三种常用测量方法的换算

研究者	检查方法	换算公式
Rothwell 等，1994	DSA	ECST 或 CC 狭窄度 = 0.60×NASCET 狭窄度 + 40%
Eliasziw 等，1994	DSA	CC 狭窄度 = 0.62×NASCET 狭窄度 + 36.2%
		ECST 狭窄度 = 0.29×NASCET 狭窄度 + 55.16% + 0.002×NASCET 狭窄度^2
Staikov 等，2000	超声	CC 狭窄度 = 0.60×NASCET 狭窄度 + 39%
		ECST 狭窄度 = 0.80×NASCET 狭窄度 + 22%
Kilic，kap 等，2012	CTA	CC 狭窄度 = 0.75×NASCET 狭窄度 + 42.05%
		ECST 狭窄度 = 0.56×NASCET 狭窄度 + 41.91%

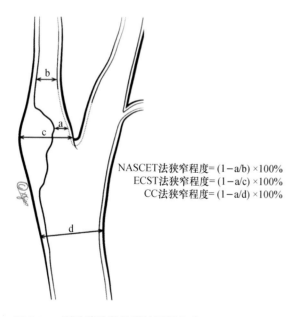

NASCET法狭窄程度= (1−a/b) ×100%
ECST法狭窄程度= (1−a/c) ×100%
CC法狭窄程度= (1−a/d) ×100%

表 2-5　颈动脉狭窄 NASCET 与 ECST 测量方法的直接换算

NASCET	ECST
30%	50%
40%	70%
50%	75%
60%	80%
70%	85%
80%	91%

图 2-14　颈动脉狭窄常用的测量方法

Tips: CEA 的手术指征来源于很多临床试验的结果，尤其是 NASCET 研究，形成了临床症状＋血管狭窄度的结合式适应证，这就要求对血管的狭窄度有非常准确的判断。这三种测量方法都是人为定义的，虽然 NASCET 法使用得最为广泛，但并不是因为这种方法最准确，而是因为这是 NASCET 试验的测量标准，而 CEA 的最直接证据就是来自 NASCET 试验，因此更多采用与该试验入组标准一致的测量方法。但在临床实践中，对于颈动脉狭窄程度的判断存在诸多误区，如采用单一的超声、TOF-MRA 或 CTA 的 VR 图像来确定狭窄度，采用 ECST 或 CC 法代替 NASCET 法测量狭窄度，这都会造成手术适应证的主观性扩大，造成不必要的"过度医疗"。另外，全脑血管的评价对于 CEA 是极为重要的，忽略颅内动脉状况或椎基底动脉系统，仅仅通过颈动脉颅外段检查就草率手术是绝对要杜绝的。

三、脑灌注检查

在 20 世纪初，一些研究针对组织供血建立了数学模型，并在此基础上，开发出目前的脑组织灌注检查技术，包括正电子发射断层扫描（positron emission tomography，PET）、单光子发射计算机断层扫描（single photon emission computed tomography，SPECT）、氙增强 CT（xenon-enhanced CT，XeCT）、CT 灌注成像（CT perfusion imaging，CTP）、MRI 动态磁敏度对比（dynamic susceptibility contrast，DSC）、动脉自旋标记（arterial spin labeling，ASL）和多普勒超声等，都是以脑血流量（cerebral blood flow，CBF）或脑血容量（cerebral blood volume，CBV）等参数的形式提供了有关脑血流动力学的类似信息。它们使用不同的示踪剂（扩散性或非扩散性、内源性或外源性），具有不同的技术要求，数据采集和处理的持续时间因技术而异，定量的准确性、覆盖率的广泛性和空间分辨率也有所不同，在此不做深入的探讨，仅对公认的一些特点进行简单总结（表 2-6），该类检查手段日新月异，不断进步，值得每一位医生关注和学习。另一方面，脑灌注检查与脑血管储备能力的评价并非是划等号的，前者是基于静态或动态的脑组织供血状况评价，无法发现应激状态下的问题，而后者是在给予一定的刺激，或 CO_2 吸入，或静脉使用乙酰唑胺等药物，从而达到模拟应激状态进行组织灌注的评价，类似于冠状动脉病变所使用的运动平板实验，更能够准确发现血流动力学障碍的患者群。针对颈动脉狭窄及其血运重建的脑灌注检查，一直存在一定的争议，有的学者认为其可以发现高危的颈动脉狭窄，并预测血运重建后的风险，但也有很多研究并未将其视为关键的影响因素。

表 2-6　各种灌注检查的简单对比

	PET	SPECT	XeCT	CTP	DSC	ASL	多普勒
适用年龄	成人（儿童可静态）	成人（儿童可）	成人（儿童可）	成人（儿童可）	成人（儿童可）	成人，儿童相同	成人，儿童相同
床头可实施	不可行	部分可行	不可行	不可行	不可行	不可行	可行
对比剂	$^{15}O_2$, $C^{15}O_2$, $H_2^{15}O$	^{133}Xe, ^{99m}Tc-HMPAO, ^{99m}Tc-ECD, ^{123}I-IMP	稳定氙气（弥散性）	碘剂（非弥散性）	钆剂（非弥散性）	无	无
辐射量	0.5～2 mSv	3.5～12 mSv	3.5～10 mSv	2～3 mSv	无	无	无
数据采集时间	5～9 min	10～15 min	10 min	40 s	1 min	5～10 min	10～20 min
数据处理时间	5～10 min	5 min	10 min	5 min	5 min	5 min	无
数学模型	Kety-Schmidt 模型	化学微球原理	Kety-Schmidt 模型	Meier-Zierler 模型	Meier-Zierler 模型	Meier-Zierler 模型	无
评估参数	CBV、CBF、rOEF、糖代谢	CBF	CBF	CBF、CBV、MTT、TTP	CBF、CBV、MTT、TTP	CBF	ICA BFV
大血管影响感兴趣区 CBF 值	无影响	无影响	无影响	有影响	有影响	无影响	
定量准确性	是	采用 ^{133}Xe、^{123}I-IMP 时是	是	是		是	对半球是
低灌注区域准确性	是	是	是	是		< 10 ml/（min·100 g）时不准确	
可重复性	5%	10%	12%	10%～15%	10%～15%	10%	5%
脑覆盖	全脑	全脑	6 cm 层厚	4 cm 层厚	全脑	全脑	半球
空间分辨率	4～6 mm	4～6 mm	4 mm	1～2 mm	2 mm	2 mm	
两次连续检查之间的最短时间	10 min	10 min	20 min	10 min	25 min	即刻	即刻
急诊使用	否	部分	是	是	是	是	是

PET，正电子发射断层扫描；SPECT，单光子发射计算机断层扫描；XeCT，氙增强 CT；CTP，CT 灌注成像；DSC，MRI 动态敏感度对比；ASL，动脉自旋标记；CBV，脑血容量；CBF，脑血流量；rOEF，局部氧摄取分数；MTT，平均通过时间；TTP，达峰时间；ICA BFV，颈内动脉脑血流速度

> **Tips:** 颈动脉狭窄或闭塞所导致的动力学变化是确定存在的，但对疾病有什么确切的意义却始终存在争议，截至目前，也只有著名的圣路易斯颈动脉闭塞研究（St. Louis Carotid Occlusion Study，STLCOS）[9]通过队列研究证实了血流动力学的意义（图 2-15），但其使用的并非目前临床惯用的这些检查方法，而是 PET 的氧摄取分数（oxygen extraction fraction，OEF），一种很难在临床实际应用的手段，但现在仍缺乏可以替代 OEF 的灌注检查手段。尤其在国内，我们几乎没有见到哪位医生使用刺激试验获得脑血管储备能力的报道，这就成为目前缺血性脑血管病治疗中一个难以逾越的问题，到底什么样的患者具备血流动力学障碍？其风险的大小如何？不同风险患者的自然病史如何？在这些问题无法解答时，外科或介入的手段很难证实其治疗的针对性，只能通过多中心、大样本的随机对照研究验证其临床结局的有效性，这对于进入临床研究的患者个体而言，很难说是幸运还是悲哀，也许随着计算科学的进步，将来会有更大的突破。

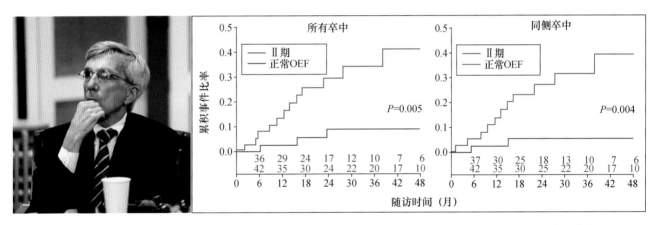

图 2-15　William J. Powers 教授与圣路易斯颈动脉闭塞研究。作为当代非常优秀的临床研究科学家和神经病学专家，William J. Powers 教授曾在 NIH 和多所大学任教，圣路易斯颈动脉闭塞研究是他在 1992—1997 年间完成的一个多中心前瞻性队列研究，对颈内动脉闭塞患者进行 PET-OEF 评价，以期发现卒中高危的人群，结果显示，处于 II 期代偿的患者具有更高的风险，OEF 比值＞ 1.130 的人群，2 年卒中率高达 40%。这是缺血性脑血管病的一个里程碑式的研究，证实了血流动力学障碍的推测，对发病机制、疾病诊断、治疗决策都有极大的帮助

四、颈动脉结构成像

对于颈动脉狭窄的危害，自从 20 世纪 70 年代以来，就是以管腔的狭窄程度作为评价标准，但越来越多的关注点投入到斑块的易损性和结构评价上，尤其是近十年来，多项检查应用于临床，作为高危患者的筛选标准，并进而作为药物治疗或手术治疗的辅助判断手段。

1. 磁共振动脉管壁成像

随着 MRI 线圈和脉冲序列设计的发展，高分辨率 MRI（high resolution MRI，HRMRI）可以更加深入地评估颈动脉斑块，不仅仅停留在狭窄程度的判断，还包括总斑块体积、斑块成分和表面结构，包括溃疡和纤维帽破裂等信息。

（1）动脉粥样硬化结构成分分析：一般建议以包括黑色和亮血序列的多个 MR 脉冲序列组合来评价，包括 T1、T2 加权、质子像和 TOF 成像，通过不同的 MR 信号强度，可以分辨包括脂质核心、出血、钙化和纤维组织等成分（表 2-7）。我们可以通过一定的读片顺

序进行判别，①明确区域的钙化部分：所有四个序列中均表现为低信号；②新鲜的斑块内出血：T1 和 TOF 像表现为高信号；③在没有钙化或出血的区域中识别脂质核心：从质子像、T1 到 T2 的信号逐渐升高；④其他区域基本就是纤维成分了，具有增强的影像效果。据研究报道[10-11]，MRI 对颈动脉斑块特殊成分的判断敏感度和特异度都是比较满意的（表 2-8）。

（2）动脉粥样硬化斑块易损性判断：正如之前曾经讨论过的，动脉粥样硬化斑块的易损性与临床结局息息相关，其结构学特征已经得到病理证实，并有明确的定义标准。HRMRI 可以通过结构成分的分析，对易损斑块提供在体评价信息，包括①富含脂质的坏死核心（lipid-rich necrotic core，LRNC）：据信有很高的敏感度（87%）和特异度（92%），需要注意的是，脂质坏死核心的不同性质，即液相与固相的比例，会影响 MRI 的信号，有些脂质在体温下倾向于液化，在 T2 会表现出更高的信号强度，此类 LRNC 更容易造成临床缺血事件[12]；②斑块内出血（intraplaque hemorrhage，IPH）：IPH 的信号一如任何出血在 MRI 的表现，信号强度取决于其氧化状态和血红蛋白的结构，一般弥散分布于斑块内，甚至 LRNC 中，在 MRI 中同样具有很高的敏感度和特异度[13]；③纤维帽破裂：在 MRA 中，纤维帽表现为高信号管腔和灰色斑块之间的低信号条带，可以清晰显示纤维帽的完整性（图 2-16）；④炎症：表现为明显的增强效应，通过超小超顺磁性氧化铁颗粒作为示踪剂，证实巨噬细胞摄取这些颗粒导致明显增强，据研究，明显增强的区域中，87% 可发现巨噬细胞浸润；⑤新生血管：同样表现为明显的增强效应，据研究，明显增强的区域中，97% 可发现新生血管，是斑块易损性的一个显著指标。

表 2-7　MRI 对颈动脉斑块各种成分的信号特点

	3D TOF	T1	T2	质子像	增强
钙化	显著低信号	显著低信号	显著低信号	显著低信号	否
出血					
新鲜（1 周内）	高信号	高信号	等或低信号	等或低信号	否
亚急性（1～6 周）	高信号	高信号	高信号	高信号	否
慢性（超过 6 周）	低信号	低信号	低信号	低信号	否
脂质核心	等信号	等或高信号	等或高信号	低信号	否
纤维组织	等信号	等或高信号	等或高信号	等或高信号	增强
纤维帽	低信号	等或高信号	混杂信号	混杂信号	等信号或增强

表 2-8　MRI 对颈动脉斑块特殊成分的敏感度和特异度

研究	斑块成分	敏感度	特异度
离体研究 Shinnar M，1999	富含脂质的坏死核心（LRNC）	100%（95%～100%）	100%（40%～100%）
	血栓形成	84%（73%～90%）	100%（80%～100%）
在体研究 Yuan C，2001	富含脂质的坏死核心（LRNC）伴斑块内出血（IPH）	85%（78%～92%）	92%（86%～98%）
	富含脂质的坏死核心（LRNC）不伴斑块内出血（IPH）	98%（96%～100%）	100%（92%～100%）

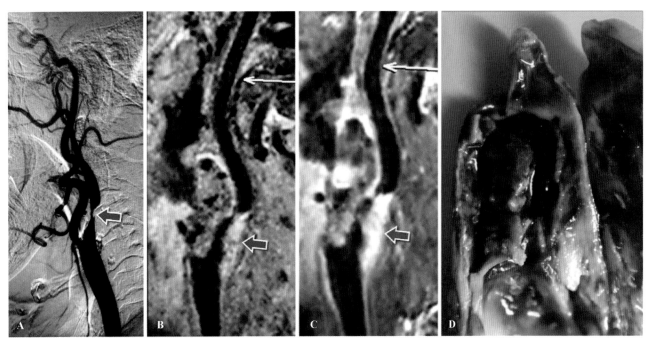

图 2-16　**A.** DSA 显示颈内动脉起始部重度狭窄；**B.** 高分辨率 MRI（HRMRI）T1 加权像提示狭窄近端为等信号，远端为高信号，提示为脂质斑块合并斑块内出血；**C.** 增强 T1 加权像提示斑块表面强化不连续，考虑纤维帽破裂；**D.** CEA 标本显示远端的斑块内出血

（3）其他狭窄性病变：除了对动脉粥样硬化的成分分析，HRMRI 对于其他原因所致的颈动脉狭窄同样具有很强的诊断意义。①颈动脉夹层：MRI 的 T1 加权脂肪饱和序列最为敏感，尤其对于具有壁间血肿的夹层，表现为新月形、偏心高信号区域，HRMRI 可以提高诊断的敏感度，并对其他类型的颈动脉夹层也具有诊断意义（图 2-17）；②颈动脉蹼：HRMRI 可以清晰显示颈动脉蹼向腔内突出的形态，由于其纤维性结构的特点，需要与纤维成分为主的动脉粥样硬化斑块鉴别（图 2-18）；③ CEA 术后再狭窄：CEA 术后再狭窄并不多见，有研究表明，CEA 术后再狭窄在 HRMRI 中可能表现为三种类型，即纤维为主的结构、包括脂质沉积的复发斑块、显著的平滑肌和内膜增生，以后一种最为多见（图 2-19）。

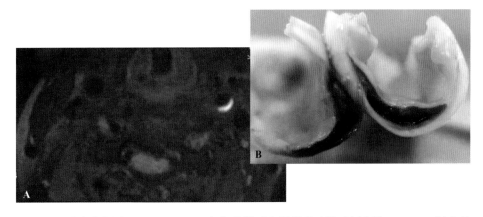

图 2-17　颈动脉夹层。**A.** HRMRI T1 加权像提示左侧颈总动脉壁间血肿；**B.** CEA 标本显示壁间血肿

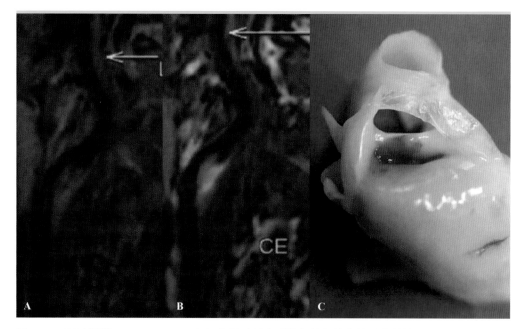

图 2-18　颈动脉蹼。**A.** HRMRI T1 加权像提示颈内动脉起始部等信号异常结构突入管腔；**B.** 增强 T1 加权像提示均匀强化；**C.** CEA 标本显示突向管腔的颈动脉蹼并血栓形成

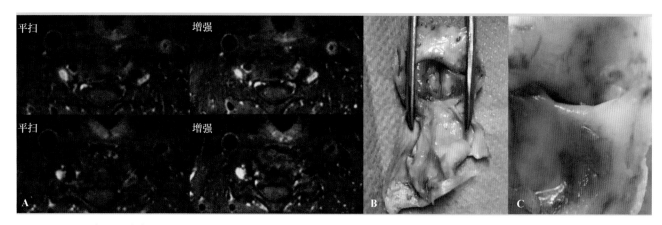

图 2-19　CEA 术后再狭窄。**A.** HRMRI T1 加权像平扫提示左颈总动脉壁呈等或稍高信号，管腔重度狭窄，增强后有明显均匀强化；**B.** CEA 标本显示内膜增生；**C.** 局部放大图显示光滑的新生内膜结构

2. CT 相关的斑块分析

　　CTA 对于管腔的评价是非常满意的，对斑块表面溃疡的敏感度非常高，分辨率可以达到 1 mm。而在斑块分析方面，借助多排 CT 或双源 CT 也可以有所帮助，HU 测量和组织病理学之间存在中度相关性，可以分辨脂肪、混合斑块与钙化：脂肪成分密度较低，< 50 HU（图 2-20）；混合斑块表现为 50 ～ 119 HU；钙化斑块则 > 120 HU（图 2-21）。但 CT 很难分辨斑块内出血抑或脂质核心成分，只能总体来判断，密度越低似乎稳定性越差。CT 的缺点是具有辐射和需要对比剂增强，另外，钙化成分的伪影会影响周围组织的判断，但双源 CT 有望改善这个缺点。

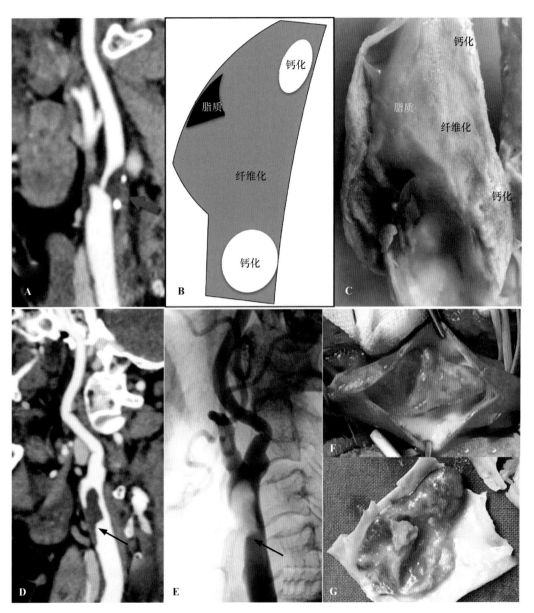

图 2-20 CTA 对斑块成分的评估。**A.** CTA 可见颈内动脉重度狭窄，斑块混杂密度；**B.** CT 的模式图可见斑块内脂质、纤维组织和钙化；**C.** 斑块切开后可见与 CT 密度相符的成分；**D.** CTA 内可见低密度指状突起在管腔内；**E.** DSA 可见同样的部位显影模糊；**F.** CEA 术中可见黄色物质附着于管壁，突出于管腔内；**G.** 将斑块和部分内膜切除后，可见斑块完全是脂质成分，松软，表面有很多片状反光物质，系胆固醇结晶物质

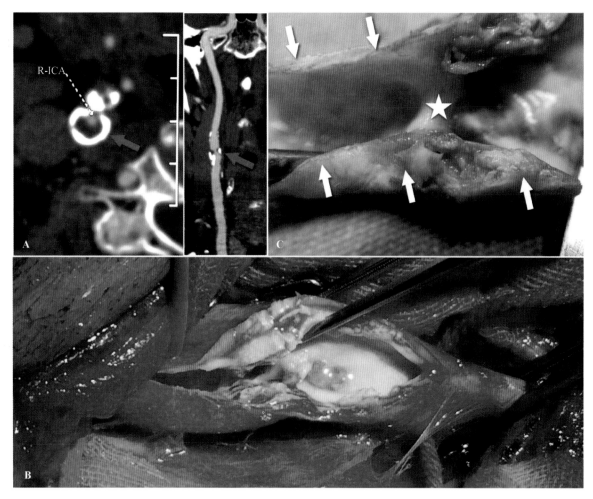

图 2-21 颈动脉狭窄环形钙化的病例。**A.** CTA 可见颈内动脉周围环形钙化；**B.** 术中可见斑块基底部完全呈板状钙化；**C.** 斑块切开后可见，斑块周边基底部几乎全部是板状钙化（白色箭头），腔内可见颈内动脉起始部位突出的山嵴样钙化斑（星状标识）

3. 光学相干断层成像

光学相干断层成像（optical coherence tomography，OCT）于 1991 年首次被用于生物组织横断面细微结构的观察，利用了低相干干涉法，类似于超声脉冲回波成像的方式从组织中产生光学散射的二维图像。1993 年，OCT 首次应用于临床[14]，由于其特有的高分辨率，在临床上有着良好的应用，并于 2013 年写入冠状动脉疾病的管理指南[15]。随着 OCT 机器的更新迭代，如今应用最广的为频域 OCT（frequency domain OCT，FD-OCT），其特点为成像速度快、敏感度高，并在颈动脉狭窄疾病中逐渐崭露头角（图 2-22 和图 2-23）。2010年，Yoshimura 报道了 OCT 成像在颈内动脉中的首次应用[16]，描述了一例症状性颈内动脉狭窄患者，血管内超声检测后未发现腔内血栓，但是通过 OCT 得以检出，从而改变治疗策略，最终患者获得良好结局。随后在 2011年，Yoshimura 等[17]利用 OCT 对 17 例颈动脉狭窄患者进行了观察，展示了腔内血栓、组织脱垂、纤维帽破裂、钙化病变、富脂质斑块和溃疡斑块在 OCT 中的典型影像及特征描述。此外，对于颈动脉支架植入后支架使用及组织脱垂情况，OCT 也不失为一种极佳的观察手段。虽然 OCT 在颈动脉的作用已逐渐显现，但是限于 OCT 的穿透能力有限，而颈动脉管径较粗，造成了影像信息丢失过多，目前仍不能成为最佳的结构影像方法，还需要产品技术上的改进。

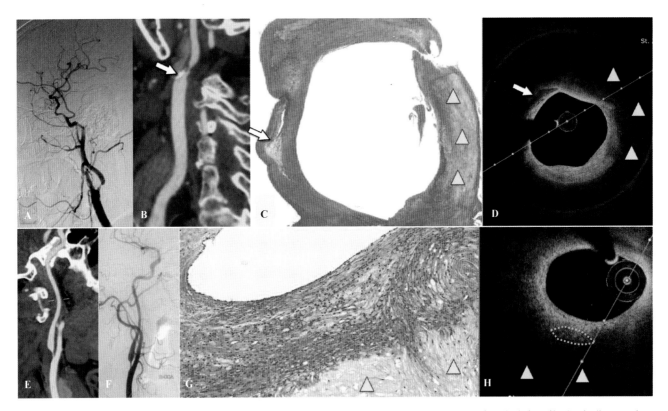

图 2-22 颈动脉狭窄的 OCT 与病理。**A.** DSA 显示颈内动脉重度狭窄；**B.** CTA 显示颈内动脉重度狭窄，伴明显钙化；**C.** 病理显示纤维帽下钙化斑和脂质成分；**D.** OCT 可见钙化，表现为边界清晰、信号均一的低信号区域，另外可见广泛的脂质成分，表现为均匀的、呈扩散状边界的区域；**E** 和 **F.** CTA 与 DSA 显示颈内动脉重度狭窄；**G.** 病理显示巨噬细胞浸润区域和脂质成分；**H.** OCT 同样清晰可见巨噬细胞浸润，表现为单独或成片的高信号区，后方有长束、放射状的低信号带。注：病理图为苏木精-伊红染色；白色箭头显示钙化，黄色三角代表脂质成分，绿色虚线代表巨噬细胞浸润

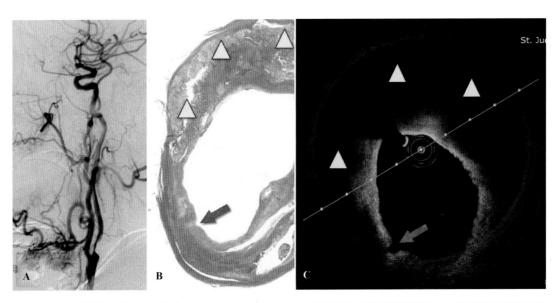

图 2-23 颈动脉狭窄的 OCT 与病理。**A** 和 **D.** DSA 和 CTA 显示颈内动脉重度狭窄；**B.** 病理图显示纤维帽破溃不连续和脂质成分；**C.** OCT 同样可见纤维帽破溃，表现为斑块内表面高信号区出现不连续，另外可见脂质成分；**E** 和 **F.** 病理和 OCT 同样可见环形、大脂质核心。注：病理图为苏木精-伊红染色；红色箭头显示纤维帽破溃，黄色三角代表脂质成分

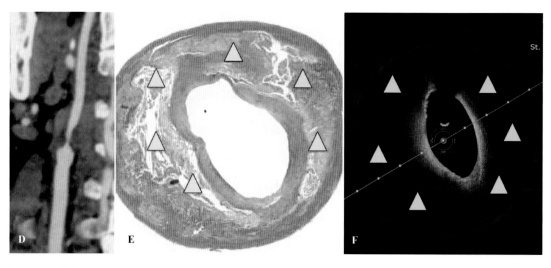

图 2-23（续）

五、斑块分子影像

用于评估颈动脉斑块的主要分子成像技术是以 ^{18}F- 氟脱氧葡萄糖（FDG）作为示踪剂的 PET-CT[18]，一般在静脉注射 FDG 后 60 ～ 180 min 后进行图像采集，FDG 通过动脉粥样硬化斑块内的糖酵解部分代谢，并作为斑块炎症和缺氧的标志物，与巨噬细胞浸润、新生血管形成相关，但又与 MRI 的相应结果不成正比，提示两者之间具有一定的互补性（图 2-24）。还有其他的分子标志物，包括 ^{18}F- 氟化钠（NaF）等[19]，据研究与斑块破裂相关，还与活动性钙化、巨噬细胞浸润、细胞凋亡和坏死密切相关，但均处于研究中。

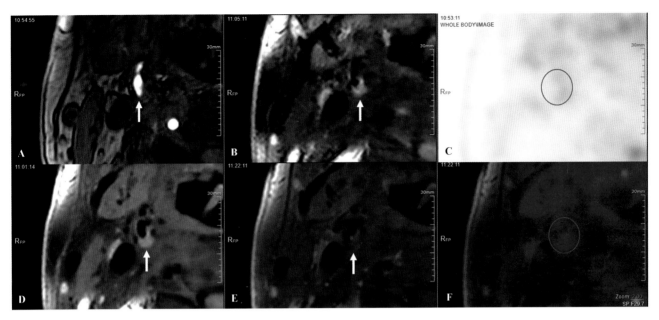

图 2-24　颈动脉狭窄 PET-MRI 成像。**A.** TOF-MRA 显示右侧颈内动脉起始部狭窄（箭头示）；**B.** T2 加权像显示右颈内动脉起始部管壁偏心高信号（箭头示）；**C.** PET 扫描可见颈部多处放射性核素高摄取（深色区域）；**D.** T1 加权像显示右颈内动脉起始部管壁偏心高信号（箭头示）；**E.** 增强 T1 加权像显示无明显强化（箭头示），考虑脂质成分为主；**F.** PET-T1 加权融合图显示右颈内动脉起始部斑块有 FDG 摄取增高，提示斑块内有中度炎性反应（深蓝色区域）

> **Tips:** 随着分子影像的研究逐步增多，颈动脉斑块的影像评价已经进入 3.0 时代，围绕这样一个常见疾病，血管腔、管壁结构、代谢性状、所造成的动力学变化等诸多信息将被整合，虽然这些检查目前还没有任何一项达到完全满意，仍有各自的优劣（表 2-9），但颈动脉狭窄势必越来越全面地展示在我们面前，未来，也许不需要几年，我们就可以很简单地判断出哪一些颈动脉狭窄会导致缺血事件，而哪一些永远不会，相信未来需要手术治疗的病例会越来越少，随着我们这一代医生的深入研究，外科医生终将消除外科。

表 2-9　颈动脉狭窄各种检查方法的优劣

	优点	缺点
超声	无创，无放射性，中等空间和对比度分辨率，准确检测大型 LRNC 和大斑块溃疡	空间和对比度分辨率不如 CT 和 MRI 好，信噪比差，依赖于操作医生，无法区分 IPH 和 LRNC
超声造影	基本同上，在检测溃疡方面优于传统超声	同上
CT	无创，高空间和对比度分辨率，重复性高，高度准确地检测斑块钙化、溃疡和斑块增强及新生血管	有辐射，钙化产生伪影，HU 对 IPH、LRNC 和纤维组织鉴别困难，需静脉应用对比剂
MRI	无创，无放射性，高空间和对比度分辨率，对识别 IPH、斑块溃疡、LRNC、炎症和新生血管的敏感性和特异性高，重复性高，高信噪比	时间限制，成本较高，钆剂的潜在毒性
PET	无创，可重复，高度准确地识别斑块炎症	空间分辨率差，辐射，时间限制，无法检测新生血管、斑块溃疡、LRNC 和 IPH

LRNC，富含脂质的坏死核心；IPH，斑块内出血

参考文献

[1] Barber PA, Demchuk AM, Zhang J, et al. Validity and reliability of a quantitative computed tomography score in predicting outcome of hyperacute stroke before thrombolytic therapy. ASPECTS Study Group. Alberta Stroke Programme Early CT Score [published correction appears in Lancet, 2000, 355 (9221): 2170]. Lancet, 2000, 355 (9216): 1670-1674

[2] Adams HP, Jr., Bendixen BH, Kappelle LJ, et al. Classification of subtype of acute ischemic stroke. Definitions for use in a multicenter clinical trial. TOAST. Trial of Org 10172 in Acute Stroke Treatment. Stroke, 1993, 24: 35-41

[3] 华扬. 重视颈动脉超声对颈动脉内膜切除术前后的评估作用. 中国脑血管病杂志, 2020, 17 (6): 281-284.

[4] Wardlaw JM, Chappell FM, Stevenson M, et al. Accurate, practical and cost-effective assessment of carotid stenosis in the UK. Health Technol Assess, 2006, 10 (30): iii-182. doi: 10.3310/hta10300.

[5] Debrey SM, Yu H, Lynch JK, et al. Diagnostic accuracy of magnetic resonance angiography for internal carotid artery disease: a systematic review and meta-analysis. Stroke, 2008, 39 (8): 2237-2248.

[6] Netuka D, Ostry S, Belsán T, et al. Magnetic resonance angiography, digital subtraction angiography and Doppler ultrasonography in detection of carotid artery stenosis: a comparison with findings from histological specimens. Acta Neurochir (Wien), 2010, 152 (7): 1215-1221.

[7] Wardlaw JM, Chappell FM, Best JJ, et al; on behalf of the NHS Research and Development Health Technology Assessment Carotid Stenosis Imaging Group. Noninvasive imaging compared with intra-arterial angiography in the diagnosis of symptomatic carotid stenosis: a meta-analysis. Lancet, 2006, 367: 1503-1512.

[8] U-King-Im JM, Hollingworth W, Trivedi RA, et al. Cost-effectiveness of diagnostic strategies prior to carotid endarterectomy. Ann Neurol, 2005, 58 (4): 506-515.

[9] Grubb RL Jr, Derdeyn CP, Fritsch SM, et al. Importance of hemodynamic factors in the prognosis of symptomatic carotid occlusion. JAMA, 1998, 280 (12): 1055-1060.

[10] Shinnar M, Fallon JT, Wehrli S, et al. The diagnostic accuracy of ex vivo MRI for human atherosclerotic plaque characterization. Arterioscler Thromb Vasc Biol, 1999, 19 (11): 2756-2761.

[11] Yuan C, Mitsumori LM, Ferguson MS, et al. In vivo accuracy of multispectral magnetic resonance imaging for identifying lipid-rich necrotic cores and intraplaque hemorrhage in advanced human carotid plaques. Circulation, 2001, 104 (17): 2051-2056.

[12] Xu D, Hippe DS, Underhill HR, et al. Prediction of high-risk plaque development and plaque progression with the carotid atherosclerosis score. JACC Cardiovasc Imaging, 2014, 7: 366-373.

[13] Gupta A, Baradaran H, Schweitzer AD, et al. Carotid plaque MRI and stroke risk: a systematic review and meta-analysis. Stroke, 2013, 44: 3071-3077.

[14] Fercher AF, Hitzenberger CK, Drexler W, et al. In vivo optical coherence tomography. Am J Ophthalmol, 1993, 116 (1): 113-114.

[15] Task FM, Montalescot G, Sechtem U, et al. 2013 ESC guidelines on the management of stable coronary artery disease: the Task Force on the management of stable coronary artery disease of the European Society of Cardiology. European Heart Journal, 2013, 34 (38): 2949-3003.

[16] Yoshimura S, Kawasaki M, Hattori A, et al. Demonstration of intraluminal thrombus in the carotid artery by optical coherence tomography: technical case report. Neurosurgery, 2010, 67 (3 Suppl Operative): E305.

[17] Yoshimura S, Kawasaki M, Yamada K, et al. OCT of human carotid arterial plaques. JACC Cardiovasc Imaging, 2011, 4 (4): 432-436.

[18] Truijman MT, Kwee RM, van Hoof RH, et al. Combined ^{18}F-FDG PET-CT and DCE-MRI to assess inflammation and microvascularization in atherosclerotic plaques. Stroke, 2013, 44: 3568-3570.

[19] Hop H, de Boer SA, Reijrink M, et al. ^{18}F-sodium fluoride positron emission tomography assessed microcalcifications in culprit and non-culprit human carotid plaques. J Nucl Cardiol, 2019, 26 (4): 1064-1075.

第三章

颈动脉内膜切除术——手术操作的逐步详解

手术最终还是由人来完成的，手术操作技术是外科医生的根本技能，在这一章中，我们将从患者的麻醉、体位到切口、分离、暴露、阻断、切除斑块、缝合等细节逐步深入下去，希望将目前各家所长与我们团队的经验汇总呈现给大家。颈动脉内膜切除术（CEA）已经是非常成熟的术式了，所以才会诞生出不同的细节和流派，其实并不是非你即我的对立，一个成熟的医生应该熟练掌握各项技能，才能针对不同的病例进行个性化选择。

一、颈动脉内膜切除术的临床证据

颈动脉内膜切除术（CEA）是在 20 世纪 50 年代开创，并在 80 年代得到很大范围的推广，但随着手术的日益增多，医生们的疑问随之而来，所有的颈动脉狭窄都需要行 CEA 吗？在此背景下，大量的临床对照研究应运产生，主要在北美和欧洲完成，其目的在于比较 CEA 与药物治疗在安全性和有效性方面的差异，经过十几年多个研究的验证后，CEA 终于步入学术规范的道路，形成严谨而完整的手术指征体系，并长期在卒中防治指南中占据确定的意义和很高级别的推荐，从某种意义上来说，CEA 可能是临床证据最为齐全的外科手术之一。近十年来，生活方式改变、抗血小板聚集治疗和强化他汀类药物治疗得到极大的重视，继而发现很多无症状颈动脉狭窄患者不经过手术治疗也获得了较好的临床预后，因此，近年来很多专家着眼于无症状颈动脉狭窄，开启了新一轮针对强化药物治疗和手术治疗差异性的系列临床试验。

为了便于医生们理解，我们将较有影响力的几个临床研究进行了汇总（表 3-1），从卒中风险降低的角度去理解 CEA 手术的意义，从试验数据去明确手术适应证的选择。同时，目前国外相关临床指南的推荐也是基本一致的（图 3-1），这是每一个从事脑卒中诊治工作的医生所应该知道的，作为预防性手术，CEA 需要严格的适应证和质控要求。

表 3-1 CEA 与药物治疗的主要随机对照研究及结果

临床试验	症状与否	狭窄度	样本量	围术期 MAE	相对药物降低风险
NASCET	症状性	≥ 70%	659	5.8%	16.5%/2y
	症状性	50% ~ 69%	858	6.7%	10.1%/5y
ECST	症状性	70% ~ 99%	778	7.5%	9.6%/3y
ACAS	无症状	≥ 60%	1659	2.3%	5.9%/5y
ACST	无症状	> 60%	3120	3.1%	5.4%/5y

MAE，主要不良事件；y，年

推荐 CEA	6 月内症状性（参见 NASCET 定义），症状性 50% 以上狭窄
	预期寿命 ≥ 5 年，无症状者符合 60% 以上狭窄
	年龄 ≥ 70 岁
推荐 CAS	符合 CEA 标准，但 CEA 手术风险高
禁止 CEA/CAS	狭窄度 < 50%

组织（年代）	CAS 作为 CEA 替代方法	CAS 更适合
ESVS（2017）	症状性，< 70 岁 无症状，手术高危因素 ≥ 1 项	多学科认为手术高危 且手术高危因素 ≥ 1 项
CSBPR（2017）	两者类似，手术高危	
RCP-ICSWP（2016）	两者类似	不适合 CEA < 70 岁，且患者倾向
SICVE（2014）	两者相同	
AHA/ASA（2014）	两者类似，严格筛选	
KCRCS（2013）	两者类似 参考年龄、性别、中心经验	
DGNC 等（2013）	两者类似，手术高危	

图 3-1 近年来国外相关指南的建议。上图为总体原则，下图为每个指南的特点。CAS，颈动脉支架成形术；CEA，颈动脉内膜切除术

Tips： 如何将临床试验数据和指南与临床实际工作中的选择相结合？

在多个临床试验中，NASCET 无疑是最为成功的一个，关键在于其入组标准和分层设计，症状性患者的定义与狭窄程度的分层是其精髓。其中，症状性特指 6 个月内的大脑半球神经定位症状或同侧眼部症状，我们经常见到的头晕、记忆力下降显然不是这个范围，因此这样的症状应该归为无症状患者。对于狭窄程度的限制就更加严苛，而在狭窄程度方面，NASCET 所指定的标准已经几乎是全球公认的标准；另外，特别需要指出的是何种检查得到这样的狭窄度，我们可以参考第二章中相应的内容，自己去判断，你所采取的检查方法准确吗？是可能过度夸大病变还是遗漏病变？如果不符合手术指征，则是明确的"过度医疗"，因为对于预防卒中而言，不符合手术指征的颈动脉狭窄更适合药物治疗，过于激进地进行手术会造成患者风险高于获益，这对于预防性手术而言是不能被接受的。

其次，患者的获益还取决于预期寿命。从 NASCET 我们可以看到，药物治疗情况下，症状性重度狭窄患者药物治疗的 2 年卒中率是 26%，中度狭窄患者则是 5 年 22.2%，而无症状患者的风险则降低到 5 年仅 11%。所以，手术的迫切性存在很大的差异，如果是极高龄或合并其他恶性肿瘤患者，手术相对于药物治疗几乎是没有获益的。

因此，作为外科医生，要熟悉自己患者的病情特点，还要熟悉除手术外其他治疗手段的利弊，才能够为患者选择最为适宜的治疗方式。

二、麻醉方式

1. 全身麻醉

多数医生会采用全身麻醉的方式。近年来，很多学者针对 CEA 术中麻醉的安全性、脑血流受影响的状况等方面进行了大量的研究，相关细节并非本文重点。

然而，在气管插管的方式上，存在不同的选择。经口插管是常规的插管方式，但在 1986 年，Weiss[1] 等学者提出，经口插管会导致下颌角向后下方移位，对高位颈动脉分叉患者的手术带来不便，而经鼻插管会避免这个下颌角的移位，会带来几厘米的有效空间（图 3-2）；但在 2015 年，Foreman[2] 专门利用尸体解剖对两种插管方式进行了对比，并未发现经鼻插管可以获得额外的空间。Weiss 等提出的几厘米空间可能更多来源于术中肌肉的松弛度和额外的下颌牵拉固定，而

且只是通过血管造影结果提出的假设，相对而言，Foreman 基于尸体解剖的研究更为可信；重要的是，鼻出血是经鼻气管插管常见的并发症，尤其对于 CEA 患者而言，围术期的抗血小板治疗加上术中肝素化，会显著增加鼻出血的风险，此外，鼻道和咽后壁损伤、鼻腔压力性坏死、鼻窦炎和菌血症等并发症也是经鼻气管插管所特有的。因此，在获益不明确的情况下，没必要盲从采用经鼻插管的方式。

由于前面提及的抗凝和抗血小板的原因，CEA 手术的气管插管可能会出现一些并发症，包括气管和食管的损伤，可能造成术后呕血等严重并发症；另外，患有颈动脉狭窄的患者大多较胖，颈部粗短，而且老年患者偏多，肌张力降低，插管时，容易造成环杓关节脱位（图 3-3），导致声音嘶哑，有时容易误诊为 CEA 术后的脑神经损伤，是需要额外注意的。

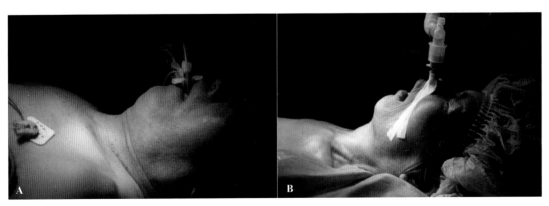

图 3-2　两种气管插管的对比。**A.** 经口气管插管；**B.** 经鼻气管插管。（感谢海军医科大学长海医院周晓平教授供图。）

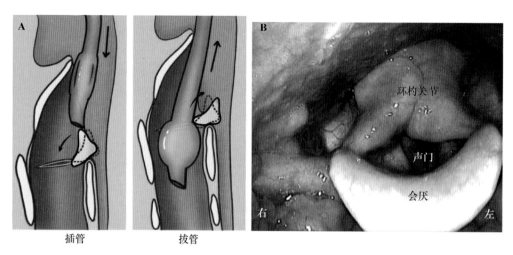

插管　　　　　　拔管

图 3-3　气管插管全麻术后出现需要手术复位的环杓关节脱位,示意图(**A**)及电子喉镜图片
(**B**)。电子喉镜图片提示左侧环杓关节脱位,部分遮挡声门

2. 局部麻醉

　　部分医生采用颈丛阻滞的局部麻醉方法
(图 3-4),将麻醉药注入颈丛神经干及周围,
使其所支配的区域产生神经传导阻滞。颈丛分
为深、浅两丛,一般进行同时的阻滞。

3. 不同麻醉方式的差异

　　在选择全身麻醉(简称全麻)还是局部麻

醉(简称局麻)的方式上,外科医生是存在不
同流派的。

　　多数医生习惯选择全麻方式,更加便于术
中管理,尤其对血压、心率的监测和调控更加
便利;另外,全麻的患者体验更好,许多患者
在局麻下难以耐受 CEA,无奈下只能在术中
改为全麻。但还有部分医生更倾向于局麻,认
为可以在术中实时监测患者的神经功能状况,
更准确指导术中转流,且术后心、肺并发症的

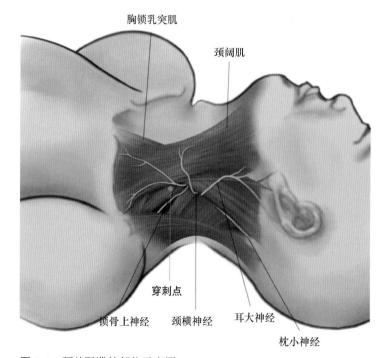

图 3-4　颈丛阻滞的部位示意图

发生率相对低于全麻，但不利之处在于患者的恐惧心理有时难以耐受，还有的患者在术中牵拉到迷走神经时会产生难以耐受的恶心反应，影响手术操作。

两种麻醉方式各自有一些临床研究，多数为小样本量的回顾性研究，仅表现出该中心的习惯和方法，难以代表孰优孰劣。较大样本的研究有2项。2014年，Liu等[3]通过对美国2个临床数据库的二次分析，对比采用局麻或全麻完成CEA的差异性。第一个数据库是美国外科质量改进工程数据库，2005—2012年间，32 718例患者在全麻下接受CEA，5384例患者在局麻下接受CEA，定义了诸多终点事件，大部分在两组间并无差异，但全麻患者的术后非计划性插管和心肌梗死的发生率显著高于局麻患者；另一个数据库是纽约市住院患者数据库，在2007—2011年

间，13 913例患者在全麻下接受CEA手术，3145例患者在局麻下接受CEA，两组之间，全麻患者的误吸发生率和肺复苏发生率显著高于局麻患者。由此可见，CEA术中采用局麻方式对于心、肺更加安全，在其他方面则没有差异。1999年，在英国健康基金会和欧洲血管外科学会的支持下，欧洲开展了GALA研究，这是一项多中心随机对照研究，旨在对比CEA术中局麻或全麻的差异性，研究结果发表在2008年的 *Lancet* 杂志[4]，1996—2007年间，24个国家95个中心的3526例颈动脉狭窄患者进行了随机分组，其中全麻1753例，局麻1773例，结果显示，两组患者在术后30天卒中、心肌梗死或死亡的复合终点方面并无差异，在其他次要终点方面也没有差异。因此，该研究建议，对于麻醉的选择，应该由手术医生与麻醉医生根据经验协商进行选择。

Tips: 对于个人经验有限的医生而言，如何决定个体患者的麻醉方式呢？

从既往文献的分析来看，如果患者存在心肺功能障碍，似乎局麻更为安全，但这仅仅是因为麻醉方式的差异吗？我们认为并非如此。第一，毕竟不是所有研究中的患者都在术前详细评价了心肺功能作为筛选标准，也就是说两组之间可能本身就存在基线的差异。第二，在实施全麻的过程中，可能由于对患者病情的不了解或手术医生与麻醉医生的交流不足，导致血压的过度波动，包括麻醉诱导剂阶段的低血压、清醒过程的高血压等。第三，该类患者一般高龄，各种药物的代谢与常人不同，而麻醉药物与各种拮抗药物存在药物半衰期的差异，因此，麻醉后的促醒过程可能会继发后续的非预期插管。第四，该类患者很多合并冠状动脉疾病，但并不一定有相应症状或术前得到充分评价，而在CEA过程中，动脉阻断和开放时，很多医生习惯性要求过度升压和降压，这样的血压波动同样会诱导心脏疾病的发生，宣武医院麻醉科团队曾进行研究，显示虽然临床心肌梗死发生率很低，但42.5%的患者术后出现肌钙蛋白I（cTnI）指标的异常，提示有潜在的心肌缺血性损害。发现这个问题后，我们及时调整策略，避免术中血压的过度波动，心肌损害的发生率就降到很低[5]。

另外，对于不同的颈动脉狭窄，预期手术时间不同时，可能需要的考虑也不同，比如可能需要长时间手术的患者，或手术部位过高、创伤可能较大的患者，局麻恐怕是难以接受的。

综上所述，其实CEA的麻醉选择并不是一个可以简单回答的问题，取决于患者的个体化差异和术中的个体化处理，要求我们在术前对患者的整体进行综合评估，还要对术中的心肺功能和神经系统状态进行严密监测。

三、手术体位

CEA 常规的体位要求是仰卧头侧，但由于该类患者多颈部短粗，很多时候还是需要特殊的考虑。

很多专家都建议采用平卧垫肩，头部向对侧斜，但抬高的肩部有可能会影响术者的操作。我们一般不采用垫肩的方式，而是会抬高上身 20°，并辅以头后仰、略向对侧倾斜的体位（图 3-5），可以避免术者的操作不便。

不管何种体位，最终目的在于将颈动脉手术部位展开，获得充分显露。必须提醒医生注意的是，无论何种体位，头颈部都会形成一定的后仰角度，对于高龄患者而言，或多或少都可能合并颈椎疾病，一定要避免颈部过伸动作，因为摆体位时，患者往往已经接受了全麻，缺乏颈部的保护性动作，临床上曾经见到术后颈椎病加重的病例，因此，术前对颈椎的检查和术中体位的细致考量是很重要的。

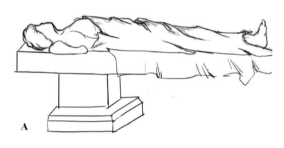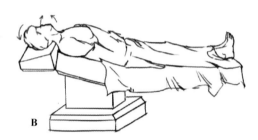

图 3-5　常用的 CEA 手术体位。**A.** 平卧垫肩，头部向对侧斜；**B.** 抬高上身 20°，并辅以头后仰、略向对侧倾斜，可以更好地展开手术部位，而且避免肩部过高影响术者视野

Tips：狭窄部位不同时，手术体位需要适当调整吗？

手术体位并不是一概而论的，从我们的理解来看，当手术部位较高时，为了更充分地显露出乳突和下颌角之间的空间，无论从术者视野角度还是胸锁乳突肌的遮挡方面，都应该更强调头部后仰和向对侧的转颈；但对于低位手术的病例，过分转颈可能使得胸锁乳突肌中段更向中线延伸，从而将其与肩胛舌骨肌之间的空间变得更小（图 3-6），因此，对于低位手术患者，我们一般仅采用头后仰，而向对侧转颈角度很少，使得胸锁乳突肌更加松弛，便于显露。

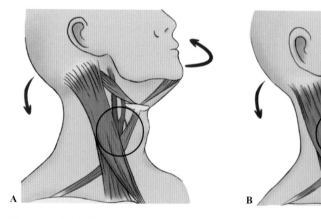

图 3-6　不同头位示意图，显示胸锁乳突肌在不同位置对手术野的遮挡

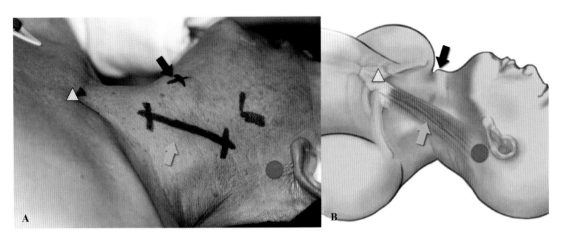

图 3-7　皮肤标志物。**A.** 手术准备图；**B.** 示意图。其中，黄色三角形代表胸骨柄，红色圆圈代表乳突，黑色箭头代表甲状软骨，绿色箭头代表胸锁乳突肌

四、手术切口

手术切口的选择永远都要遵循充分暴露病变和减少副损伤的原则。具体到 CEA 手术，充分暴露病变要求足够长度切口，因为很多病例的实际斑块远较影像上更长；减少副损伤则应尽量减少术后局部麻木感的范围，以及减少瘢痕，毕竟颈部暴露在外，会影响美观。

1. 相关解剖背景

确定手术切口需要在皮肤表面，对有定位意义的显著标志物进行识别，包括乳突、胸骨柄、胸锁乳突肌前缘、甲状软骨等（图 3-7）。

颈部的手术要充分考虑皮纹，严格而言，皮纹并非肉眼常见到的皮肤皱褶或皱纹，应该是 Langer 线[6]，一般建议沿着 Langer 线或平行方向选择切口，会产生更少的瘢痕。也有观点认为"松弛皮肤张力线"是减少瘢痕的关键，所幸在颈部，上述两种张力线与皮肤皱纹基本相吻合（图 3-8），与颈阔肌纤维方向垂直，是在选择手术切口时应该予以考虑的。

切口还应该考虑到皮肤血供，该区域的血供是由多支动脉分支重叠负责的（图 3-9），

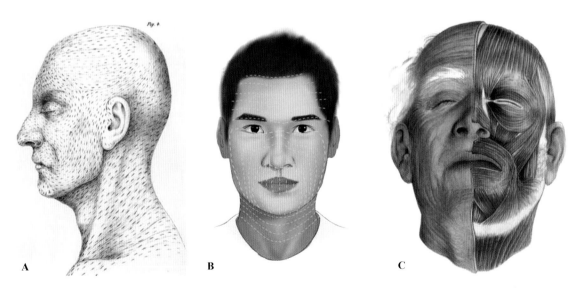

图 3-8　皮纹示意图。**A.** 选自 1861 年 Langer 的示意图，点线示意 Langer 线；**B.** 东方人"松弛皮肤张力线"；**C.** 显示皮肤张力线与颈阔肌纤维方向垂直

图 3-9　皮肤血供示意图。手术部位的皮肤血供可以分为上述 4 个区域。红色区域代表上颈部的下颌角前方皮肤，由面动脉和颏下动脉的分支供血；黄色区域代表上颈部侧方皮肤，由枕动脉、耳后动脉供血；绿色区域代表颈前区域中部皮肤，由甲状腺上动脉的颈阔肌皮肌支供血；蓝色区域代表颈前区域的下半部分，由颈横动脉或颈浅动脉的分支供血

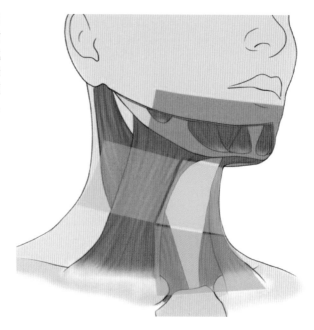

在颈阔肌表浅面呈网格状分布，单纯 CEA 切口不会影响血供。

　　皮神经的分布还是比较重要的，关系到术后患者的颈部和面部感觉。该区域的皮肤感觉由 4 组皮神经传导，是由来自 $C_2 \sim C_4$ 脊神经的腹侧支组成颈丛，从胸锁乳突肌后缘中点处穿出，进而分支并分布于皮下的（图 3-10）。

这些皮神经包括枕小神经（C_2），沿胸锁乳突肌后缘向上，分布于枕部皮肤；耳大神经（C_2、C_3），绕过胸锁乳突肌表浅面向前上方，分布于耳廓周围皮肤；颈横神经（C_2、C_3），经胸锁乳突肌表浅面向前方横行，扇形分布于颈前部皮肤；锁骨上神经（C_3、C_4），向下外方，分布于颈前的外侧部和肩部皮肤。

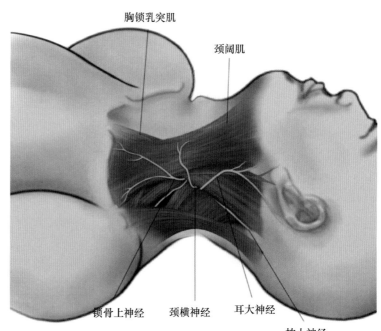

胸锁乳突肌

颈阔肌

锁骨上神经　　颈横神经　　耳大神经

枕小神经

图 3-10　CEA 手术相关的皮神经示意图，包括枕小神经、耳大神经、颈横神经、锁骨上神经

2. 不同的切口选择

从显露、美观和减少皮神经损伤等多方面综合考虑，CEA 的手术切口可以有以下几种。

（1）纵切口：一般 CEA 的切口选择经胸锁乳突肌内侧缘的纵切口，一般而言，胸骨和乳突体表标志性很强，两点之间连线即为切口，再根据狭窄的部位明确上下关系即可（图 3-11）。但在下颌角以上，建议向后方偏斜，以避免面神经下颌缘支的损伤。

（2）横切口：颈部位于日常可见的部位，而且缺乏毛发的遮挡，因此，建议可能的情况下，尽量采用皮纹内或平行的横切口，因为其与真皮内胶原纤维的自然走向相同，瘢痕最小，而且基本被皱纹遮挡，术后基本不可见，利于美观。另一方面，该区域皮神经主要由耳大神经和颈横神经分布，前者是自后向前上走行，后者是自后向前扇形展开，基本都是横向走行的皮神经，纵切口可能会损伤多支皮神经，导致术后较大范围皮肤的麻木感，而横切口可以减少皮神经的损伤范围，对术后患者的自我体验更加有利（图 3-12）。

（3）斜切口：斜切口是上述纵切口和横切口的结合（图 3-13），如果病变位置难以在一个皮纹内切口获得显露，可以在切口的下半部采用皮纹内横切口，而上半部采用纵切口。横切口位于正面所见的范围，因为皱纹而不会太显著；上半部的纵切口位于颈侧方，也不会在直视时过多影响美观。

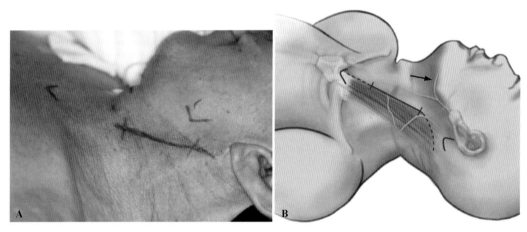

图 3-11 **A.** CEA 纵切口；**B.** 示意图，可见皮肤横纹、胸锁乳突肌、面神经下颌缘支（箭头示）的相互关系

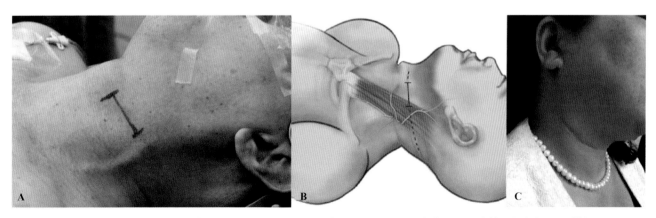

图 3-12 CEA 的横切口。**A.** 皮纹内横切口，长度 2 cm；**B.** 示意图，显示可以最大范围避开皮神经的走行；**C.** 横切口 CEA 后 3 个月的局部外观

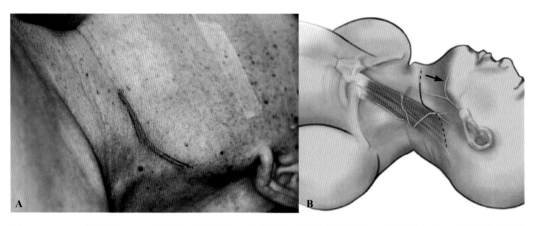

图 3-13 CEA 的斜切口。**A.** 斜切口的选择；**B.** 示意图，可见皮肤横纹、胸锁乳突肌、面神经下颌缘支（箭头示）的相互关系

> **Tips:** 横切口虽然美观，但也存在弊端，如果定位不准确，无法向两端延长切口以获得更多的显露，因此，术前对狭窄部位的定位是采用横切口的关键；另外，在病变较长时，不宜采用横切口，虽然皮肤切口小，但为了充分显露病变势必过多牵拉皮下组织及肌肉等各层，术后反倒可能会造成明显的局部肿胀。横切口会不会因为显露不充分而带来更多的副损伤呢？2014 年，Barrow 医学中心的 Spetzler 教授团队专门就此与纵切口进行比较[7]，显示横切口手术的脑神经损伤比例（3%）与纵切口（5%）没有显著的差异。

五、手术入路

CEA 手术的暴露要经过切开皮肤、皮下组织、颈阔肌，常规沿胸锁乳突肌内侧分离，切开颈动脉鞘，充分暴露术野，总体而言是比较简单有序的，存在恒定的解剖标志，但对于不同的个体，可能更适合不同的手术入路，在充分暴露的同时减少其他副损伤的发生。正如前美国神经外科学会主席 Thoralf M. Sundt Jr 所说的，"与此手术相关的所有常见并发症，都可以直接归因于外科医生未能充分暴露颈内动脉远端（All too frequently complications related to this operation are directly attributable to a failure on the part of the surgeon to adequately expose the distal internal carotid artery.）"，因此，通过对手术入路的细节探究，可以从操作层面最大程度地降低并发症的风险。

1. 相关的肌肉结构与筋膜

颈前三角区域内有许多肌肉组织和筋膜包绕，手术显露是游走于肌肉之间、打开筋膜、进入筋膜间隙的过程。在此仅总结描述颈前区域相关的解剖要点。

（1）颈部筋膜：颈筋膜浅层包括颈阔肌、皮神经、皮静脉和淋巴结等，覆盖于浅层；颈深筋膜位于颈阔肌深面，形成胸锁乳突肌的肌鞘、甲状腺鞘、颈动脉鞘等结构（图 3-14）。

（2）颈前区肌肉：胸锁乳突肌是重要的标志，也是颈前三角和 CEA 手术的后界；舌骨上肌群位于这个区域的上面，包括浅层的二腹肌、茎突舌骨肌和深层的下颌舌骨肌、颏舌骨肌；舌骨下肌群位于中线两侧，是纵向排列的肌肉群，包括浅层的胸骨舌骨肌、肩胛舌骨肌和深层的胸骨甲状肌、甲状舌骨肌（图 3-15）。这些肌肉构成术野的边界，通过肌肉间的筋膜、淋巴结和其他结缔组织，可以充分暴露我们希望看到的颈动脉、椎动脉等重要结构。

2. 手术的解剖标志——第一解剖标志

在教学中，我们习惯将胸锁乳突肌内侧缘作为第一解剖标志，严格沿着内侧缘向深面分离，是非常简单的（图 3-16）。这个过程中，

应该最大程度保持肌肉表面颈深筋膜的完整性，从而减少术中和术后肌肉的损伤及出血，对术后患者的早期恢复非常有利。需要注意的是，在向深面分离时，由于术者的视角是经胸锁乳突肌内侧缘向中线方向的，所以，初学者很容易误入颈部中线区域，应沿着肌肉的内侧缘"弧形"深入（图 3-17），直至第二解剖标志——颈内静脉。

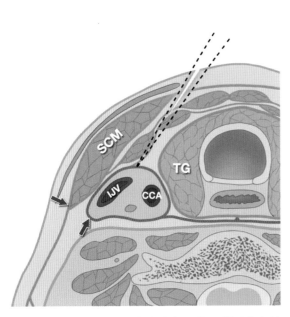

图 3-14　颈深筋膜构成胸锁乳突肌的肌鞘（紫色箭头）和颈动脉鞘（红色箭头）等，黑色虚线代表常规 CEA 的入路。SCM，胸锁乳突肌；IJV，颈内静脉；CCA，颈总动脉；TG，甲状腺

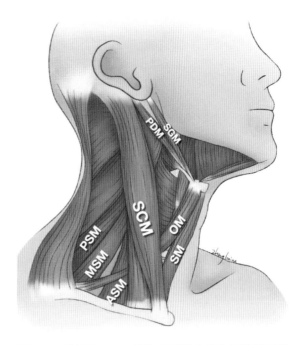

图 3-15　颈部与 CEA 或椎动脉手术相关的肌群示意图。SCM，胸锁乳突肌；PDM，二腹肌；SGM，茎突舌骨肌；SM，胸骨舌骨肌；OM，肩胛舌骨肌；ASM，前斜角肌；MSM，中斜角肌；PSM，后斜角肌

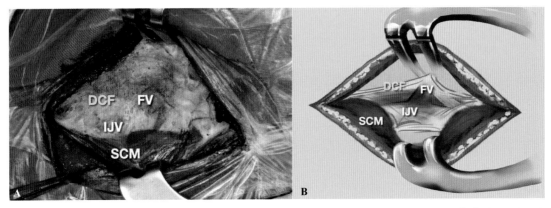

图 3-16　CEA 第一解剖标志——胸锁乳突肌内侧缘；可见胸锁乳突肌（SCM）以及颈深筋膜（DCF），透过半透明的颈深筋膜，可以看到呈现出蓝色的颈内静脉（IJV），甚至面静脉（FV）

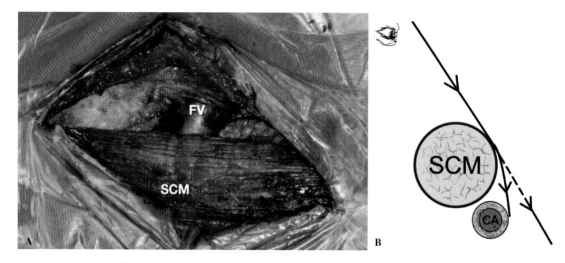

图 3-17 沿胸锁乳突肌内侧向深面分离时的视角。**图 A** 可见胸锁乳突肌（SCM）位于原位，内侧可见面静脉（FV），需要分离的颈动脉鞘（CA）完全被胸锁乳突肌遮挡，需将其向外侧牵拉，并向偏外侧分离，如**图 B** 视角，术者一般位于更外侧，视角虚线势必向更靠近中线的方向偏移，所以要绕过胸锁乳突肌向偏外侧呈"弧形"视角分离

3. 手术的解剖标志——第二解剖标志

第二解剖标志是颈内静脉，同样沿着其内侧缘锐性分离；应当注意，在接触到颈内静脉之前，很少有非常重要的结构需要规避，但见到颈内静脉，意味着颈动脉鞘已经打开，脑神经、动脉、静脉都是需要严格保护的结构。颈内静脉及其属支存在较多变异，通常会有较粗大的一支面静脉，或多支小静脉，应当妥善结扎。此时要注意舌下神经可能的位置，我们曾经发生过唯一一例舌下神经损伤的并发症，就是出现了舌下神经在面总静脉深面并粘连的变异，导致误伤。舌下神经一般位于面静脉的远端，示意图中舌下神经与面静脉的关系模式并不多见（图 3-18），如此绘图，只是希望提醒所有医生注意两者可能的关系。

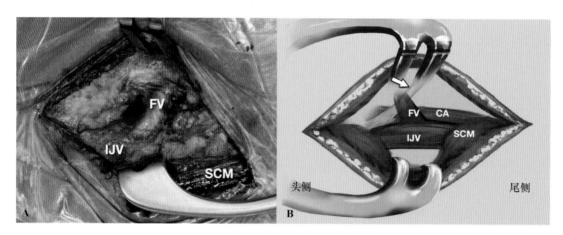

图 3-18 颈内静脉（IJV）、面静脉（FV）与舌下神经（白色箭头）的关系。CA，颈动脉；SCM，胸锁乳突肌

4. 高位 CEA 手术

对于病变高位或脖颈短粗的患者，充分显露病变是有一定困难的，这时有很多应对的措施，包括额外的牵拉、二腹肌后腹部分切开、下颌关节半脱位、下颌骨截骨、舌下神经移位、牺牲枕动脉、下颌后窝特殊入路、颈后三角入路等，其目的是尽量规避或移位在外侧或腹侧的、可能阻挡术野的结构（图3-19），包括腮腺、面静脉、舌咽神经、舌下神经、喉上神经、二腹肌后腹、茎突及附着的咽部肌肉等。

（1）简单易行的牵拉：通过对术野头端二腹肌后腹的向上牵拉，可以实现额外2～3 cm的暴露空间，我们有时会在二腹肌后腹底面的纤维缝两针，向外上方牵拉悬吊；也可以采用拉钩，美国的Barrow神经病学研究所[7]采用外科鱼钩固定到Leyla牵开器上，获得满意的显露效果（图3-20）。

（2）二腹肌后腹的处理：对于一般高位的CEA手术，虽然大部分图书都建议要切开二腹肌后腹，但实际上，我们极少这样做，而是沿着二腹肌后腹与胸锁乳突肌之间的间隙分离，并将二腹肌后腹拉向内上方，避免了肌肉的损伤，同样可以显露得很好（图3-21）；仅对确实很高位（一般在C_2上缘以上水平）显露时，可以切开二腹肌后腹和茎突舌骨肌，并向内外侧牵拉，因为面神经的分支支配这些肌肉，所以这两个肌肉必须在肌腱部分分开，以免损伤神经支配（图3-22）。

（3）下颌关节移位或半脱位技术：1980年，Fry等[8]率先报道利用下颌关节半脱位技术扩大对下颌后方区域的显露，多年以来，

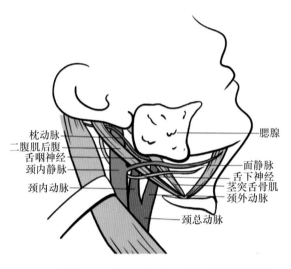

图 3-19　高位 CEA 术中毗邻或需要规避的常见结构

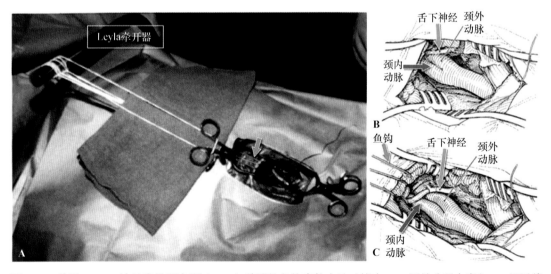

图 3-20　美国 Barrow 神经病学研究所（BNI）采用的鱼钩牵拉方法（摘自 BNI 网站公开内容）。**A.** 显示将外科鱼钩（绿色箭头）通过皮筋牵拉固定到 Leyla 牵开器上；**B.** 没有采用牵拉方法显露的术野；**C.** 采用图 A 中的方法牵拉后，对颈内动脉（红色箭头）和舌下神经（黄色箭头）都获得更好的显露

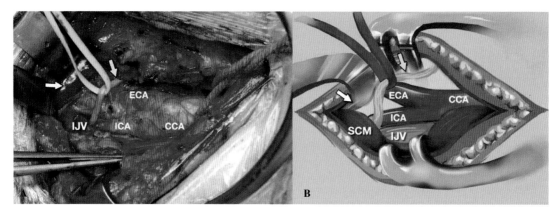

图 3-21　高位 CEA 时，对二腹肌后腹（白色箭头）的牵拉而非切断，同样可以获得对颈内动脉（ICA）远端和舌下神经（黄色箭头）的良好显露。CCA，颈总动脉；ECA，颈外动脉；IJV，颈内静脉；SCM，胸锁乳突肌

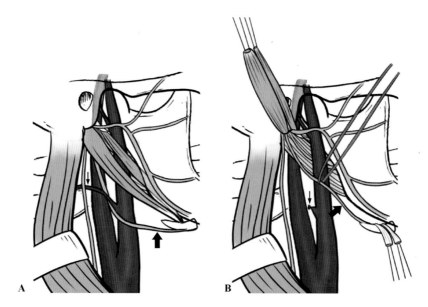

图 3-22　切开二腹肌后腹的示意图。细箭头指示胸锁乳突肌动脉，粗箭头指示舌下神经

该技术经历了很多医生的研究和器材的进步。一般采用经鼻气管插管全身麻醉，根据牙齿稳定性和牙周病的情况选择适当的固定方法，以钢丝固定下颌骨，并向前、向下，然后向对侧牵拉，将下颌骨移位 10 ～ 15 mm，使同侧关节髁移位到关节隆起，但不能越过（图 3-23）；常规切开二腹肌后腹和茎突舌骨肌，可以充分暴露舌下神经、面神经和舌咽神经（图 3-24），从而避免在 CEA 过程中误损伤，术后，下颌骨予以复位。虽然该技术已经非常成熟，但确实还是会存在关节囊和韧带损伤带来的颞下颌关节并发症，或者在牵拉过程中的脑神经损伤，因此，在 CAS 技术成熟的当代，我们很少对超高位的颈内动脉狭窄进行 CEA 手术，但在一些特殊情况下，如超高位狭窄无法耐受抗血小板聚集治疗、颈内动脉巨大动脉瘤无法介入治疗，或颈动脉体瘤生长位置过高时，超高位手术是难以避免的。

（4）下颌后窝入路高位显露：还有一些

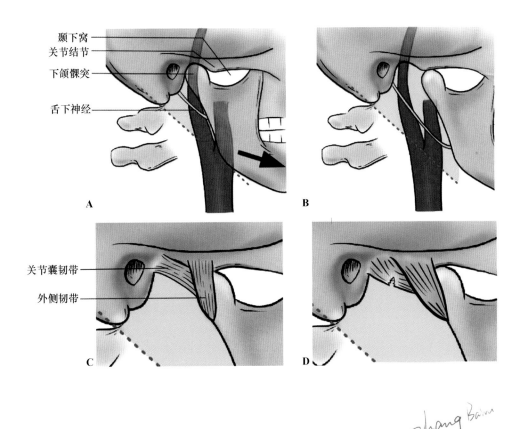

颞下窝
关节结节
下颌髁突
舌下神经

关节囊韧带
外侧韧带

图 3-23　下颌关节半脱位技术示意图

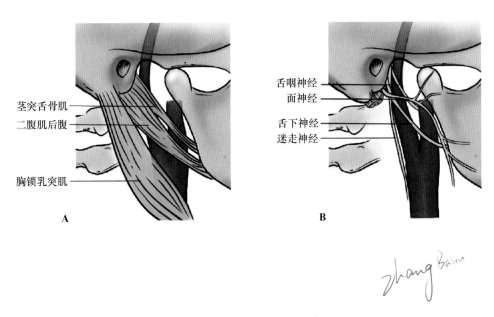

茎突舌骨肌
二腹肌后腹

胸锁乳突肌

舌咽神经
面神经
舌下神经
迷走神经

图 3-24　下颌后方区域的遮挡与神经结构

医生将头颈外科或耳鼻喉科的相关入路加以改进，通过下颌后窝入路显露高位颈内动脉，较有代表性的是威斯康辛州的 Yusuf Izci 等[9] 在 *Neurosurgery* 发表的解剖性研究，该入路的关键点在于腮腺、茎突、二腹肌的移位，可以说是一个以茎突为中心的手术通道，包括耳前或耳后两种路径。其中，耳前入路对识别和保护面神经较为方便，耳后入路对显露耳大神经、乳突和下颌后窝更有优势。这样的入路在 CEA 是极少采用的，我们仅在 1 例茎突过长的患者手术中有所应用，但必须提及的，这种入路的创伤和对局部生理解剖的影响比较大，在面对肿瘤等疾病需要根治性手术时，选择这种入路是必需的，但对于颈动脉狭窄这样的正常解剖疾病，个人并不建议采用。

（5）颈后三角入路：颈后三角由胸锁乳突肌的后缘、斜方肌的前缘和锁骨的上缘围绕构成，并由肩胛舌骨肌的下腹分为枕三角和肩胛舌骨肌锁骨三角，CEA 手术经由枕三角入路（图 3-25）。手术采用更向对侧倾斜的体位，使胸锁乳突肌处于水平展开的位置，选取胸锁乳突肌后缘直切口，避开枕大神经和耳小神经，纵向分离胸锁乳突肌较薄的后半部分并牵拉开，此时应注意识别并保护副神经，

向内侧达颈动脉鞘，切开后将颈内静脉与胸锁乳突肌一起拉向前方，暴露颈动脉分叉及颈内动脉，最高位置可以暴露出平 C1 椎体高度。这个入路从侧后方进入，避免了高位手术时下颌的限制[10]，也避免了面神经下颌缘支及舌下神经的创伤和牵拉，但副神经的保护至关重要，喉上神经也可能因为对迷走神经向后的牵拉而受损，都是需要术中特别注意的。

（6）高位显露时部分结构的处理要点如下。①胸锁乳突肌动脉：一般发自颈外动脉或枕动脉，与胸锁乳突肌静脉伴行，跨过舌下神经并对其有所限制和固定，当需要松解舌下神经并移位时，要将这两支动、静脉妥善处理切断后，才可以将舌下神经向上方牵拉，可以提供一定的空间（见图 3-22），一般在颈静脉后入路时可以避免处理这两支血管。②腮腺：一般使用钝性牵开器将之向上小心地牵开，过力牵拉腮腺会导致面神经过度拉伸，引起术后周围性面瘫。③咽丛：咽丛位于舌下神经和舌咽神经之间，是由舌咽神经的感觉纤维、迷走神经的运动纤维、交感干的交感纤维和迷走神经的副交感纤维组成的，必须保护其纤维免受任何损伤，尤其是绝对不能切断，任何的损伤都会导致咽部的感觉或运动紊乱，造成吞咽障碍。对于咽丛，要

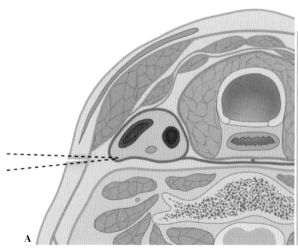
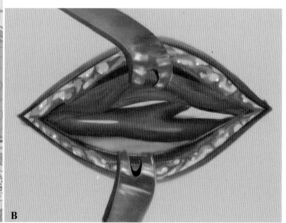

图 3-25 颈后三角入路示意图

很小心地在中间进行钝性分离，将之分为上、下两部分，上半咽丛与舌咽神经一起向上牵拉，下半咽丛与舌下神经一起向下牵拉，可以充分暴露颈内动脉远端（图3-26 A）。④茎突：将咽丛上半部分与舌咽神经一起向下牵拉，可以暴露茎突，其长度和骨性程度存在较大的变异（图3-26 B）。如果需要切除茎突获得更多的空间，可以从茎突的中段剥离开肌肉的附着，务必要保持茎突根部的完整性，茎突舌骨肌、茎突咽肌附着于此，面神经和舌咽神经主干也经由此处分支；茎突的尖部附近还有茎突舌肌、茎突下颌韧带和茎突舌骨韧带附着，切除茎突时不要将这些肌肉和韧带横向切断，会回缩严重，难以缝合修复，可以保持茎突尖部与这些肌肉、韧带的附着，术后将之与二腹肌后腹的附着部缝合，保持咽部肌肉的活动功能（图3-27）。

5. 超低位 CEA 手术

基于和超高位狭窄同样的原因，当狭窄位于颈总动脉超低位时，我们同样较少采用CEA 手术。但就我们单中心经验而言，颈总动脉狭窄的支架治疗似乎再狭窄率较高，因此，对术前评价认为严重偏心的狭窄病变、怀疑炎症反应明显的病变，我们还是优先选择CEA 手术，此时要处理的主要是肩胛舌骨肌（图3-28），将其分离出来，妥善结扎后切断，即可向近心端延长暴露4～5 cm。

6. 颈静脉后入路

经颈静脉后入路也可以充分显露手术区域。

与颈静脉前入路相比（图3-29），颈静脉后入路具备以下几个优势。①避开静脉属支：由于颈内静脉的侧后方没有任何属支，所以不必处理面静脉等。②避开淋巴结：从颈静脉后入路，将颈内静脉牵向内前方直接会看到颈动脉，没有淋巴结的阻碍，避免了处理淋巴结。③避开重要的脑神经：这个入路下，舌下神经在颈内静脉内侧和深面，会减少操作导致的副损伤，同时，需要移位舌下神经时，也不必处

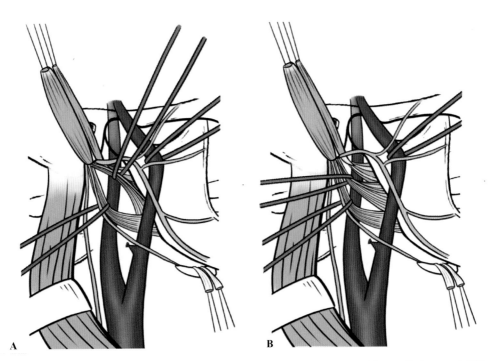

图3-26 通过分离和牵拉咽丛，以及暴露茎突获得更多 ICA 远端空间。**A.** 将咽丛分为上、下两部分，上半咽丛与舌咽神经向上牵拉，下半咽丛与舌下神经向下牵拉；**B.** 将上半咽丛与舌咽神经向下牵拉，可以暴露出茎突附近的更远端 ICA

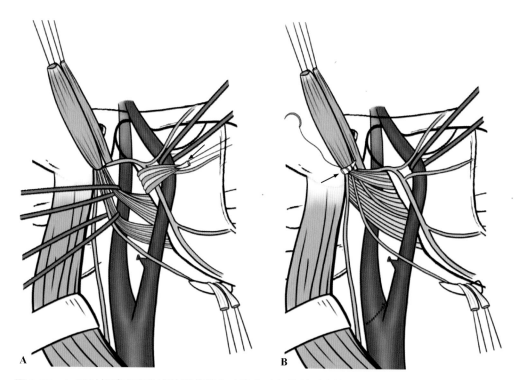

图 3-27　**A.** 通过切除茎突并牵拉附着肌肉（箭头示）获得更多的 ICA 显露空间；**B.** 术闭将肌肉与二腹肌后腹附着点缝合（箭头示）

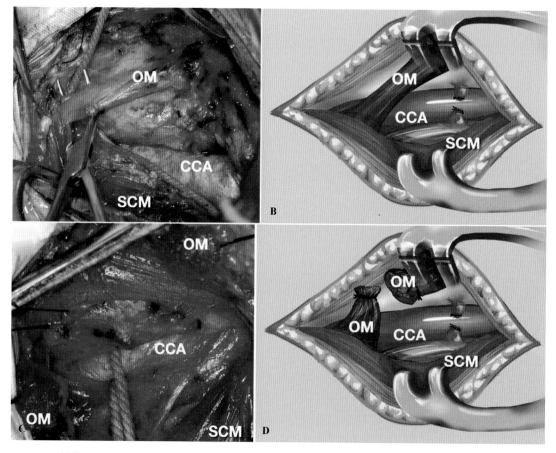

图 3-28　低位颈总动脉显露时的解剖关系。**A** 和 **B.** 显露并分离肩胛舌骨肌（OM）；**C** 和 **D.** 切断肩胛舌骨肌，并向内外侧牵拉，显露颈总动脉（CCA）。SCM，胸锁乳突肌

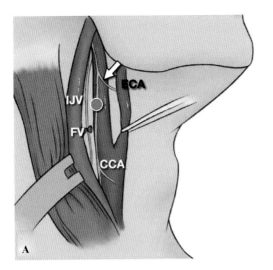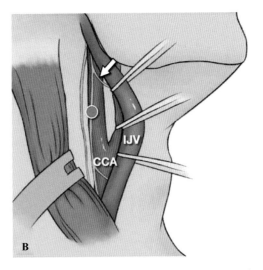

图 3-29　颈静脉前入路（**A**）与颈静脉后入路（**B**）的对比示意图，可见舌下神经（白色箭头）发出降支（绿色圆圈）可能阻挡高位 ICA 的显露。CCA，颈总动脉；ECA，颈外动脉；IJV，颈内静脉；FV，面静脉

理胸锁乳突肌动脉。但在颈静脉后入路，需要分离开两支细小的神经纤维，它们是第一和第二颈神经的腹侧分支，并连接形成颈袢的下根。有学者认为颈静脉后入路有利于显露颈内动脉的稍高位置，但可能源于颈静脉向内侧牵拉后的视觉差异，舌下神经和迷走神经汇合的夹角会产生遮挡，并不利于高位颈内动脉（ICA）的显露。

对于颈静脉入路的优劣，其实一直都存在争议。2002 年，加拿大学者[11] 的回顾性研究认为，颈静脉后入路术后发生声音嘶哑较少（0 vs. 5%），手术时间缩短（72 min±15 min vs. 100 min±27 min）。2008 年，德国海德斯堡大学医院尝试通过前瞻性随机对照研究[12] 验证颈静脉前入路的优势，但仅完成 101 例入组，发现颈静脉后入路的患者，在术后同侧声带运动功能障碍显著增加（31% vs. 6%），虽然这种术后早期损伤在 6 个月随访中无统计学差异（2.4% vs. 0%），但研究被终止，最终结论认为颈静脉前入路更加安全。2014 年，希腊学者[13] 总结了既往 6 个研究，对 333 例颈静脉后入路和 407 例颈静脉前入路的病例进行了 meta 分析，结果显示颈静脉后入路时喉神经损伤的概率明显增高（OR 值 3.21）。从我

们的经验而言，颈静脉后入路并没有特别的优势，只是在淋巴结特别丰富时偶尔为之，但确实特别适合 CEA 术后再狭窄的二次手术，可以避开原手术切口的瘢痕组织。

7. 便于手术显露的操作

完成手术显露后，通常情况下，我们会增加一些操作，以便于更清晰地显露术野。

手术的显露不仅在于能够暴露出术野，还要稳定，减少不同部位术野景深的差异，减少助手的人工牵拉。因此，我们习惯于提起颈内动脉，在其深面的动脉鞘缝合一针，并通过橡皮筋牵拉悬吊，铺垫纱布来降低术野周边无效区域的视觉干扰，并在纱布下放置连接吸引器的引流管，可以在颈动脉手术操作时对术野进行持续引流，因为术中需要肝素盐水不断冲洗术野以减少血栓形成和碎屑残留，这样就大幅度减少了助手的工作，并保证术野的稳定，不会因助手的牵拉不稳而手忙脚乱。另外，这样的牵拉悬吊有利于将颈动脉"抬出"术野，尤其对身材肥胖、术野较深的患者非常方便；对于一些个例也尤为适合，比如颈内动脉完全位于颈外动脉的深面并被其遮挡时，可以将颈内动脉牵出以利手术（图 3-30）。

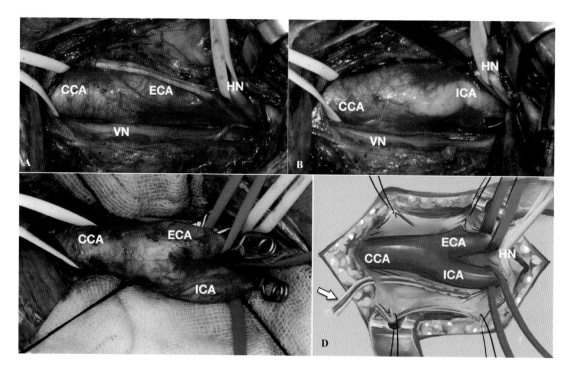

图3-30 便于显露的操作。**A.** 图示颈内动脉被颈外动脉（ECA）遮挡在深面；**B.** 在颈内动脉（ICA）深面的动脉鞘缝吊，并在颈动脉深面多处缝吊数针；**C** 和 **D.** 悬吊后的术野及示意图。CCA，颈总动脉；HN，舌下神经；VN，迷走神经

> **Tips：** CEA 的手术显露过程相对简单，因为主要解剖结构和毗邻关系是固定的，但很多术后的并发症恰恰发生在这个阶段，如脑神经损伤都是发生在分离显露阶段；再比如术后血肿，很少是因为颈动脉缝合不善所致，更多见于显露过程中静脉或淋巴结处理不当，或肌肉损伤过多造成的。因此，这个过程需要慎重操作，要步步为营、逐层分类，切忌局部一点深入分离的"挖井式"操作；要熟悉解剖和变异，尽量锐性分离，减少钝性分离；要有"爱伤"观念，减少单极电刀的使用，神经周围的任何电凝操作要严格使用双极，并控制电流，及时冲水降温。对于不同的手术入路，其实万变不离其宗，最终需要避免损伤的神经和血管还是那几支，只不过变换了角度和遮挡物而已。作为成熟的医生，最好对各个入路都比较熟悉，才能应对一些困难的局面，但并非所有手术入路都是必需的，在前面所述的几种入路中，我们下颌后窝入路仅完成过1例，颈后三角入路也仅是停留在解剖训练的层面，并非不能，而是在有颈动脉支架的选项下，真正需要高位手术的病例是极为有限的。

六、颈动脉的手术操作

1. 阻断颈动脉

颈动脉的阻断要遵循三个原则：一是要充分阻断，不能在操作中漏血或跳脱；二是尽量减少对血管壁诸层的损伤；三是尽量不要影响术野和操作。

（1）不同的阻断方法：目前可用的方法很多，包括临时丝线结扎、Rummel 止血带、阻断钳、动脉夹等，对血管壁各层损伤情况是不同的。研究表明，动脉损伤的程度和深度与阻断钳的闭合力呈正相关，同时与阻断

时间相关。我们曾在大鼠的腹主动脉专门对比了上述几种方法[14]，包括临时丝线结扎、Rummel 止血带、阻断钳、Bulldog 动脉夹、首次使用的动脉瘤夹、反复使用的动脉瘤夹，阻断 30 min，观察对动脉壁损伤的深度和程度，结果显示，首次使用的动脉瘤夹对血管壁损伤最轻（图 3-31），因此这也是我们最常使用的方法。

（2）不同的动脉：因为不同动脉具有不同的直径和肌层厚度，所以我们习惯于采用不同的方法。基于中国人群的尸检数据[15]显示，颈总动脉远端外径平均为 9.58～9.77 mm，厚度 1.14～1.2 3 mm，中膜层所占比例较高，

肌层很厚，因此，需要夹持力较强的阻断钳，一般我们采用夹持力超过 450 g 的阻断钳，或无创阻断钳第 2～3 齿；颈外动脉起始段外径平均为 7.51～8.15 mm，厚度 0.99 mm，但在颈外动脉的阻断处，外径要小得多，且肌层比例略低，一般选择较长的动脉瘤夹；甲状腺上动脉就更细了，采用动脉瘤夹可以完全阻断；颈内动脉外径平均为 5.95 mm，厚度 0.85～0.93 mm，尤其是狭窄以远的管腔更细、管壁更薄，一般均是采用动脉瘤夹阻断（图 3-32）。这里特别需要说明的，一般建议采用永久动脉瘤夹，而非临时阻断夹，后者夹持力较弱，会在手术操作时跳脱。

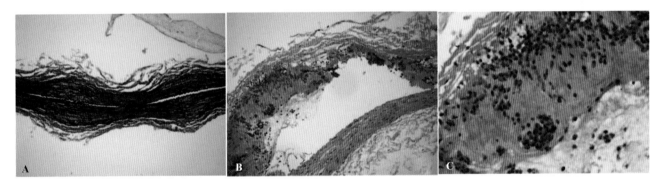

图 3-31 几种不同阻断器械的对比实验。**A.** 以首次使用的动脉瘤夹进行阻断，ETVG 染色，×20，钳夹部位的血管中层变薄，弹力板形变，血管壁损伤评分 2 分；**B.** 以反复多次使用的动脉瘤夹进行阻断，HE 染色，×20，阻断部位血管壁出现局部坏死伴炎症反应；**C.** 为图 B 的局部放大，HE 染色，×40，显示大量中性粒细胞黏附在坏死的血管壁部位，血管壁损伤评分 3 分

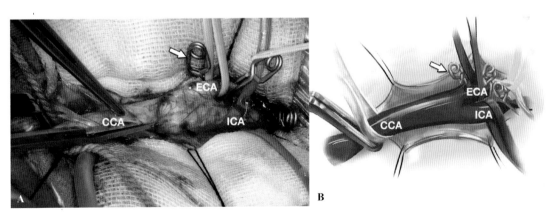

图 3-32 不同部位采用不同的工具进行阻断。**A.** 已经完成阻断，剪开颈总动脉外侧壁；**B.** 示意图。白色箭头显示动脉瘤夹阻断甲状腺上动脉。CCA，颈总动脉；ECA，颈外动脉；ICA，颈内动脉

（3）动脉状态的判断：阻断时，一定要判断是否夹持在正常的血管。一般而言，颈内动脉端通过手指的触诊可以感受到柔软的动脉壁，而非坚硬的斑块，但对于部分颈总动脉，有时就变得非常困难，很多病例的动脉硬化可能很广泛，累及到颈总动脉近心端，但并没有显著的狭窄，此时应尽量发现较为柔软的部位进行钳夹，或借助超声确定位置，并杜绝太强的夹持力，可以通过钳夹＋血管吊带牵拉两个接触的力点，分散对血管壁局部的过分钳夹；另外，很重要的是，应保持阻断部位与切口的下缘有 1 cm 以上的距离，在斑块剥除后，会残留这段距离的内中膜完整附着在外膜，防止钳夹部位的内中膜向管腔内脱垂（图 3-33）。

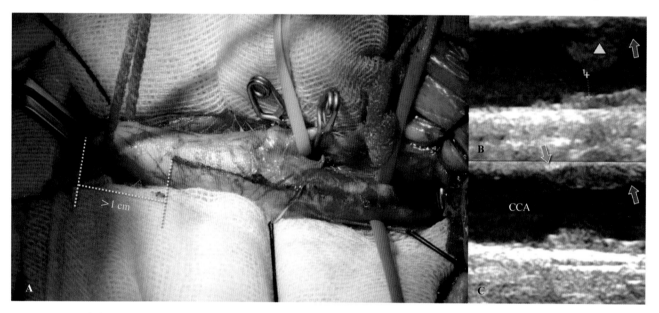

图 3-33 颈总动脉阻断的注意点。**A.** 阻断钳距离颈总动脉的切口下缘超过 1 cm；**B.** 另一例患者的超声，紧贴阻断钳处（红色箭头）切开颈总动脉，在缝合结束后，超声提示增厚的内中膜与中膜外层剥离，脱垂突入管腔内（黄色三角）；**C.** 再次打开切口，缝合固定脱垂的内中膜（绿色箭头）

Tips： 动脉阻断似乎并没有太多技术含量，但细节依然不容忽视。阻断的顺序有没有意义呢？有的医生建议先阻断颈内动脉，防止在后续操作时发生栓塞事件；也有的医生建议先阻断颈外动脉和甲状腺上动脉，最大限度减少阻断的时间，两者孰优孰劣？我们单中心在 TCD监测下比较了两种阻断方法的优劣，完全没有差异，不同方法并没有增加或减少阻断时的栓塞发生，也没有增加或减少多少阻断时间。因此在我们看来，阻断的顺序实际意义并不大，要看手术医生的习惯了。

2. 颈动脉的切开（图 3-34）

颈动脉阻断后，即可进行切开，我们建议在切开前最好以手指轻柔地沿动脉长轴触诊一下，明确斑块最硬的部位及大致的范围。首先以尖刀切开颈动脉外侧壁，然后以Potts 剪刀沿长轴剪开，直至两端正常的动脉壁。

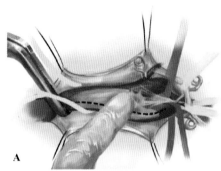
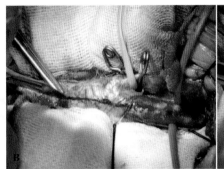
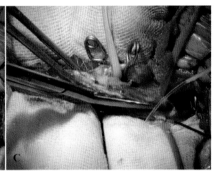

图 3-34　颈动脉切开的过程。**A.** 切开前轻柔触诊；**B** 和 **C.** 切开颈动脉，并沿事先画好的线全层切开

Tips： 剪开动脉也是有细节需要注意的。首先，建议预画切开线，保证在剪开时不会偏移，尤其面对钙化斑块，很容易使剪刀脱离原有的方向；其次，剪开动脉一般建议要全层，也就是说连同斑块一起剪开，剪刀深面的刃要进入管腔，如果保留斑块仅剪开动脉壁，对于经验欠丰富的医生而言，可能会误入动脉壁内，造成中外膜的分层。

3. 颈动脉斑块的切除

颈动脉切开后，沿斑块组织与中膜层之间的界线分离，一般而言，颈内动脉起始段的界面最容易判别（图 3-35 A）。首先，沿这个界面向斑块近心端分离，直至近端即颈总动脉的正常界面（图 3-35 B 和 C），以剥离子抬起斑块组织并锐性切断（图 3-35 D）；然后，向内侧分离颈外动脉的界面，并向外提起斑块组织，锐性剪断（图 3-35 E 和 F）；最后再处理颈内动脉远端，这部分将在下文详细叙述。

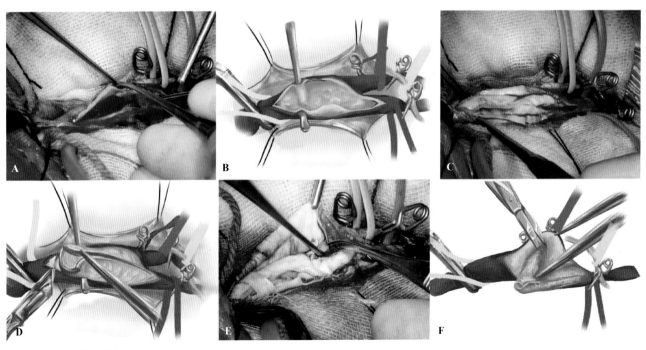

图 3-35　颈动脉斑块的切除过程

Tips： 斑块的剥除步骤非常重要，务必要分清动脉壁的各层结构关系。医生们需要牢记，动脉粥样硬化是介于中膜和内膜之间的病理结构，其根部深扎于中膜层，并包括或破坏部分中膜层（图 3-36），所以斑块剥除时会一起去除掉，但应保留尽可能多的中膜层，因为动脉的弹性纤维集中于这一层，这是肌性动脉弹性功能的保障，如果没有分清层次而去除所有的中膜层，颈动脉将变成缺乏推动力的单纯管道，加之颈动脉球部的存在，很容易在局部造成血流的滞留，可能是晚期血栓形成或再狭窄的根源。

至于斑块剥除的顺序，大部分医生都是建议 CCA-ECA-ICA 的顺序，很有意思的是，Spetzler 教授特别建议先剥除 ICA 部分，最后处理 CCA 部分，据称可以将 CCA 的残留斑块处理得更彻底，个人并不是很认同这样的操作。

另外，有时可能会遇到斑块剥离过多，甚至损伤外膜的情况，尤其对于基底部钙化的病变，此时也不必惊慌，可以在剥除斑块后，局部修补缝合（图 3-37），一般不会产生不良结局。

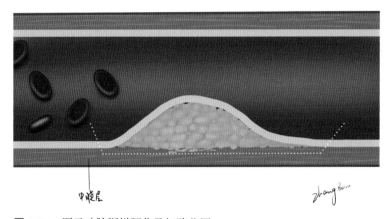

图 3-36　图示动脉粥样硬化及切除范围

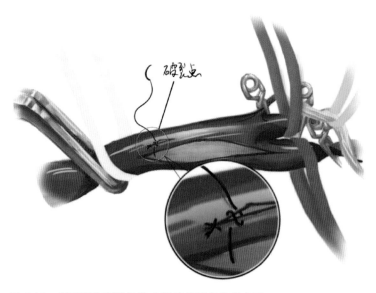

图 3-37　图示斑块剥除导致动脉壁破裂的修补方法

4. 手术部位远端的处理方法

在此将颈内动脉远端的处理方法单独叙述，关键在于其重要性，不恰当的处理可能造成残留内膜片向管腔内脱垂，与近端的脱垂不同，向上的血流形成逆向冲击，可能将菲薄的内膜片向远端掀起，形成夹层，是术后急性期动脉闭塞的主要原因之一。传统的方法是在将斑块去除后，在远端钉缝几针，使得掀起的内膜片不向远端延续，但依然会有局部夹层，可能继发血栓形成，造成晚期再狭窄（图3-38）。因此，我们建议在显微镜下，将颈内动脉远端斑块连同部分内膜掀起，以显微剪刀锐性切断，并不需要钉缝的固定，这个阶段的操作关键点是直视和锐性剪断，并在术后反复以向上的水流冲洗（图3-39），对翘起的内膜片仔细修剪去除。

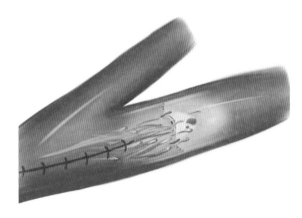

图 3-38 远端内膜片可能造成的不良后果（缝合后的透视图），图示血流冲击、局部夹层、血栓形成

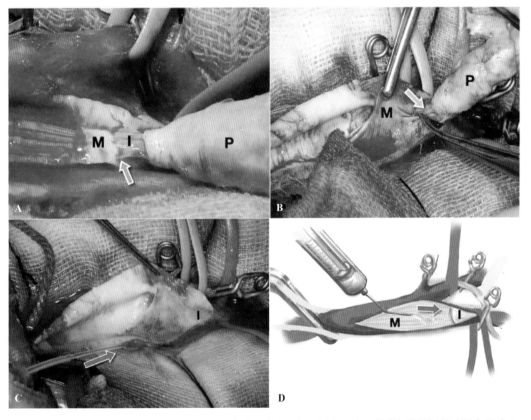

图 3-39 颈内动脉斑块远端的处理办法。**A.** 提起斑块（P），直视下可以看到内膜移行部（绿色箭头），自根部锐性剪断；**B.** 将斑块向上提拉，沿移行部剪断；**C.** 切除斑块后，肝素盐水模拟血流方向反复冲洗，显示残留内膜（I）无翘起，中膜（M）无残片存留；**D.** 示意图显示内膜、中膜和冲水的方向（红色箭头）

Tips: 对颈内动脉远端的操作切记不能采用拉出剪断，或是单纯揪断的办法，这是非常危险的，可能手术医生是非常自信的，认为能够将残余内膜完全揪干净或自根部完全剪断，但菲薄的内膜是有弹性的，很容易造成内膜片漂浮残余，这是极为危险的（图3-40）。

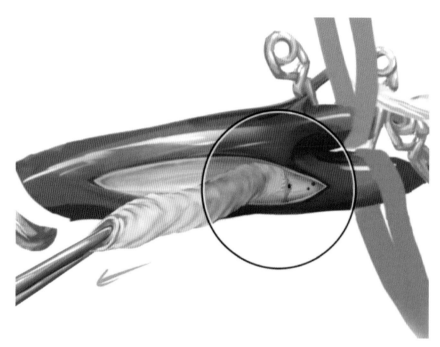

图 3-40　错误的颈内动脉远端处理方法

5. 颈动脉的缝合（图 3-41）

颈动脉的缝合在很早以前都是采用间断缝合的办法，但耗时长、术后容易漏血；现在多采用连续缝合，更为快速和紧密，这就要求助手在缝合过程中，给予适当张力的提拉，使缝线保持紧张状态，但建议不要使用镊子等器械提拉，有可能损伤缝线；对于较长的切口，推荐分别从两端连续缝合，在中间部位会师，避免单一缝线持续提拉造成的疲劳甚至断裂，同时，也有利于最后阶段冲水排出碎屑。在动脉缝合时应注意全层缝合，一般在动脉切开时，动脉的外膜会向两边外翻，缝合时务必将此层一并缝合。另外，缝合的间距和边距因为不同的手术方法而不同，间距过宽可能导致术后漏血，过窄则增加再狭窄和血栓形成的概率；而边距过宽可能造成颈动脉人为的缩窄，过窄则可能缝合不紧密或撕脱，我们建议在显微镜下进行精密缝合，间距和边距一般为 2 ～ 3 mm。

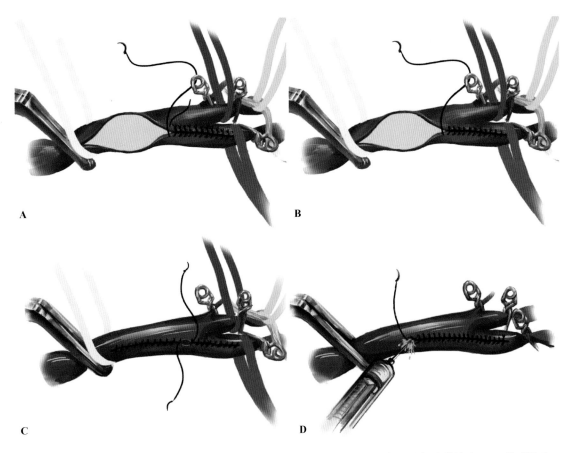

图 3-41　颈动脉缝合方法。**A.** 间断缝合；**B.** 连续缝合；**C.** 从两端开始向中间进行连续缝合；**D.** 剩下最后一针时，向腔内重新注射肝素盐水，排出碎屑或空气

> **Tips：** 关于缝线，有时容易被忽视，在血管吻合或缝合时，我们需要更牢固、没有线结反应、不损伤血管，所以一般都是选择单股合成线，也就是聚丙烯的普里林（Prolene），虽然应用极为广泛，但有几个细节需要注意：①作为单股线，其柔顺性稍差，为了打结的牢靠性，一般建议打 6～8 个结；②在助手提拉时，建议用水将手套和缝线打湿，增加缝线的顺滑，减少对缝线的损伤；③颈动脉缝合时，一般建议采用 6-0 缝线，直径在 0.07 mm 左右；④缝线还具备不同的型号，主要区别在缝针，一般在显微镜下，我们建议采用 1/2 圈的黑针，这种针长度较短、弧度较大，有利于显微持针器的小幅度操作，另外，黑色的表面在显微镜下没有反光，很容易识别，不容易产生视觉疲劳。

6. 防止术中栓塞的手术细节

　　CEA 术中的任何栓塞都可能造成严重不良事件，全程都需要防止；栓塞的来源可能是斑块碎屑、残留内中膜碎屑、血栓或空气，因此，在手术的全过程，都要关注一些细节防止栓塞的发生。

　　具体的措施包括：①动脉阻断前的轻柔操作，避免粗暴的分离或对动脉的压迫性触诊；②切开动脉后，以肝素盐水持续冲洗术野，防止局部血栓形成；③斑块去除后对术野反复冲洗，并在照明的反光下，明确没有漂浮的残片或残留的血栓等杂质（图 3-42 A）；④动脉缝合完成前最后一针预留空隙，以肝素盐水深入管腔内冲洗，争取最大可能排出碎屑或空气（图 3-42 B）；⑤放血冲出残留杂质，虽然我们已经冲水排出碎屑或空气，但在动脉阻断的局部可能存在冲洗不到的死腔，或在阻断以近（颈总动脉近端）或以远（颈外动脉和颈内动脉远端）有少部分血栓成分，因此，缝合完成前要顺序进行放血，争取冲出残留的杂质，一般的顺序是先临时放开甲状腺上动脉、颈外动脉阻断夹，使得部分杂质冲出或残留在颈总动脉（图 3-42 C）；然后临时放开颈总动脉，将杂质冲出或残留在颈内动脉（图 3-42 D）；最后放开颈内动脉，将杂质完全冲出体外（图 3-42 E）。

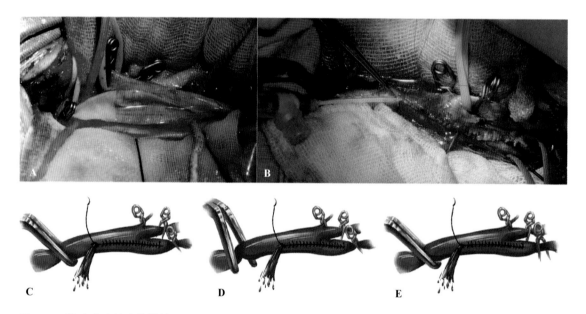

图 3-42　防止术中栓塞的措施

Tips： 也许有的医生对于这样的小栓塞可能并不在意，临床上也不一定会表现出明显的症状，但 CEA 相对 CAS 而言，一个最大的优势就是围术期卒中较少，尤其是小卒中，如果对这些细节不关注，CEA 的优势就荡然无存了，还不如去做 CAS，创伤更小。其实这样的小卒中，甚至是所谓的无症状"静息"梗死（silent stroke），并非完全没有症状，只不过这样的症状可能短期内难以被传统的查体手段所获知，"静息"梗死对患者长期认知功能的影响已经引起广泛关注，没有任何脑组织是无用的，也没有任何手术细节是可以被忽略的。

7. 颈动脉开放顺序

缝合完成后，按照一定的顺序逐一开放颈动脉及分支，其目的同样是最大限度降低栓塞的可能性。在开放顺序上，有很多不同观点，如依次放开颈外动脉和颈总动脉，等待 10 min 后再开放颈内动脉（图 3-43），但先开放颈外动脉和颈总动脉会使可能存在的杂质存留在颈内动脉，在最后开放颈内动脉时进入颅内。因此，我们一般采用这样的顺序，先依次开放甲状腺上动脉、颈外动脉和颈总动脉，使残留杂质进入颈外动脉系统或进入颈内动脉残腔；然后再次阻断颈总动脉，开放颈内动脉，利用颈内动脉的反流压力使残留的杂质进入颈外动脉；最后再完全开放颈总动脉（图 3-44）。

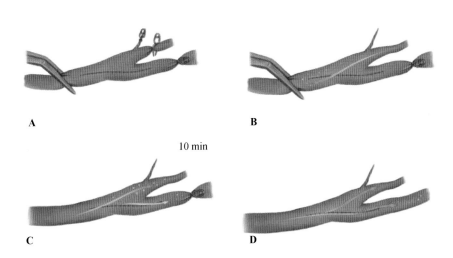

图 3-43　部分医生建议的开放顺序：先开放颈外动脉（**B**），然后开放颈总动脉（**C**），等待 10 min，再开放颈内动脉（**D**），会存在小栓子脱落到颈内动脉系统的可能性

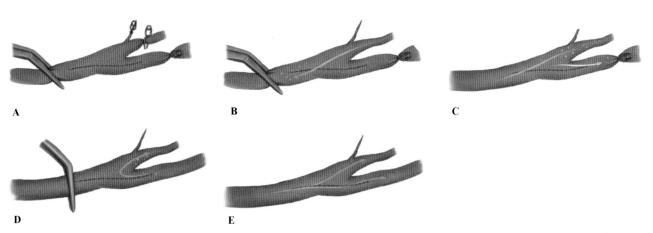

图 3-44　我们建议的开放顺序：先依次开放颈外动脉和颈总动脉（**B** 和 **C**），然后再次阻断颈总动脉，再打开颈内动脉（**D**），最后再开放颈总动脉（**E**）

Tips： 无论如何去除阻断夹，其实也难以完全杜绝栓子脱落，但更细小、数量更少的栓子是可以被血流清除掉的。通过术中 TCD 的持续监测，我们发现，在去除阻断夹时，动作要干净利索，如果有沿着动脉长轴摩擦的动作，是可能增加栓塞风险的，另外，建议在再次临时阻断颈总动脉时（图 3-44 D），不要在原来位置再次钳夹，而是更换到手术已经剥除斑块的正常位置，会减少栓塞的机会。

8. 创口缝合

手术结束后，可以使用止血材料局部贴敷，有利于滋养血管渗血的改善；然后缝合动脉鞘、颈阔肌和皮下，对于皮肤的切口，我们习惯进行皮内缝合或严密缝合好皮下后，皮肤不予缝合只是以免缝胶带进行贴敷，可以减少局部瘢痕。

Tips： 术后是否需要引流管是有一定争议的，我们团队的经验是，常规不放置引流管，即便是患者使用双联抗血小板聚集和抗凝药物，一般都可以妥善止血。额外的引流管可能增加患者感染的风险，影响患者术后早期的活动；同时，即便是术后血肿，大多是动脉鞘外静脉性或小动脉性出血，引流管可能起到的作用比较有限。

七、术中监测方法

CEA 手术中，从动脉狭窄到阻断，再到去除斑块后的开放，可能导致颅内血流较大幅度的波动，我们既担心阻断后的脑血流不足，也担心开放后的脑血流过度，因此，术中监测是这个手术至关重要的部分。各种监测手段包括脑血流监测、脑功能监测、脑氧代谢监测，其目的就是通过监测这些指标的变化，决定是否采用转流技术，或是否要进行血压的调整。

1. 颈动脉残端压力监测

残端压力（stump pressure，SP）最初是在阻断颈总动脉和颈外动脉后，使用 21 号针头置入颈总动脉阻断处的远心端，测量反流的压力（图 3-45）。最早开始于 20 世纪

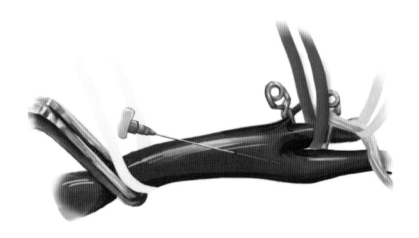

图 3-45　反流压测定示意图

六七十年代[16]，并因为其简单易行而广泛应用于临床，但对于 SP 的有效性，以及与其他监测方法对比的效度，始终存在争议。反对意见认为[17-18]，在 SP 测定时，可能因为虹吸效应表现出较高的反流压，但面对更高的血管床阻力时，却可能难以提供所需的血流灌注压；支持意见认为，如果 SP 超过 50 mmHg，说明侧支循环代偿能力尚可，无须行术中转流[19]；但对于 SP 的阈值，也一直存在较大争议，在不同研究中，范围在 25 ～ 70 mmHg 之间波动。总体认为[20]，SP 对于评估脑灌注的敏感度和特异度分别为 75% 和 88%。另外，SP 值究竟是平均残端压力值还是收缩期残端压力值也是不明确的，有学者建议采用残端压力指数（SI＝SP/MAP×100），也许比 SP 监测的可靠性更高（注：MAP＝平均动脉压）。

2. 经颅多普勒监测

经颅多普勒（transcranial Doppler，TCD）监测是国际上较为推崇的方法[20-21]，通过动态连续监测同侧大脑中动脉（middle cerebral artery，MCA）的血流动力学状态来反映术中脑血流的变化，因其具有实时性强、操作简便及无创性等优点，已经成为 CEA 术中重要的监测手段。

（1）监测方法[22]：将可固定超声探头的头架装置固定于患者头部，通过颞骨窗将超声检测目标定位于双侧 MCA，采用双深度法进行实时动态观察，并记录全部手术的血流变化过程。

（2）判断是否需要转流：患者麻醉后定标，确定用于监测中比对的基础水平 MCA 平均流速。在夹闭颈动脉后，TCD 监测显示同侧的 MCA 平均流速出现不同程度下降，如果下降水平不超过基础水平的 50% 提示脑血流在患者可承受的安全范围内；相反，如果下降超过基础水平的 50% 提示脑血流灌注不足，患者脑缺血风险高，需要进行转流；在放置转流管后，血流升高恢复至基础水平 50% 以上

视为脑血流灌注水平安全（图 3-46）。

（3）术后血流的评价：在开放颈动脉后，可以即时观察 MCA 血流速度及频谱形态是否恢复。通常开放颈动脉瞬间，同侧 MCA 血流速度较基础水平增加 50% ～ 100%，个别患者升高超过 100%，但正常状态下仅维持数秒钟，通过脑血管的自动调节功能短时内恢复至正常水平。当开放后同侧 MCA 的平均血流速度持续性升高超过麻醉后定标基础数值的 100% 时，提示出现过度灌注状态[23]。部分患者可通过适当降低血压而改善，或通过短时部分压迫颈总动脉以帮助适应（图 3-47）。

（4）监测并记录术中是否出现栓子脱落及栓子数量等重要信息（图 3-48）。

虽然 TCD 的优势非常显著，但最大的问题在于医生的经验性和主观性，其质量有赖于良好的培训和经验。

3. 脑电监测

脑电图（electroencephalogram，EEG）可以对传导至头皮的皮质电活动进行实时测量，而皮质电活动可以迅速反映脑灌注情况的变化（图 3-49）。一般认为，脑血流量（CBF）减少到 22 ml/（100 g·min）以下时，会引起明显的神经功能损伤，EEG 表现为波幅减低、频率减慢、慢波活动（主要是 δ 波）相对增多；而当 CBF 降至 7 ～ 15 ml/（100 g·min）时，EEG 常表现为广泛的波幅扁平。CEA 术中 EEG 监测的良好结果在国内外很多临床研究中得到验证[24]，甚至有的病例组得到术后零卒中率的极好结果，已经被认为是最可靠的监测方法之一。但与其他监测技术类似，脑电监测同样存在一定的缺点，如价格昂贵、对监测者要求较高、受主观影响较大、仅能间接反映脑供血状况；另外，脑电监测容易受到术中麻醉深度、麻醉药物种类及低体温的干扰，导致假阳性结果；而在有的病例中，脑缺血出现较慢，可能不会在脑电图上表现为可以识别的改变，从而导致假阴性结果。更重要的是，术中脑电仅能监测到皮质的电

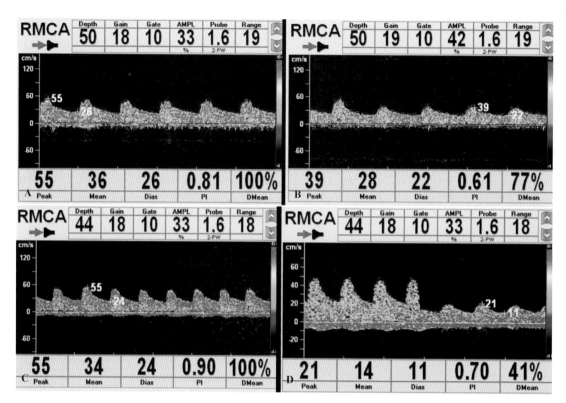

图 3-46 TCD 对 MCA 血流动力学状态的监测。**A.** 患者 MCA 基础平均流速 36 cm/s（定标值）；**B.** 夹闭颈动脉后血流下降为 28 cm/s，为基础水平的 77%，提示脑血流灌注在安全范围内，无须行转流手术；**C.** 患者 MCA 基础平均血流 34 cm/s（定标值）；**D.** 夹闭颈动脉后血流明显下降至 14 cm/s，仅为基础水平的 41%，提示需要进行转流

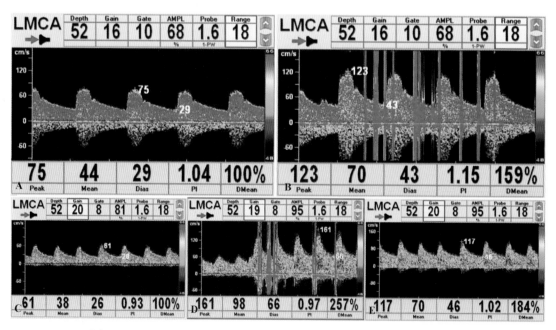

图 3-47 TCD 对术后血流动力学状态的监测。**A.** 患者 MCA 基础平均流速 44 cm/s（定标值）；**B.** 开放颈动脉后升高至 70 cm/s，并探及少量栓子信号，血流为基础水平的 159%，提示血流恢复良好；**C.** 患者 MCA 基础平均流速 38 cm/s（定标值）；**D.** 开放颈动脉后升高至 98 cm/s，为基础水平的 257%，提示过度灌注状态；**E.** 适当降低血压后流速下降至 70 cm/s，为基础水平的 184%

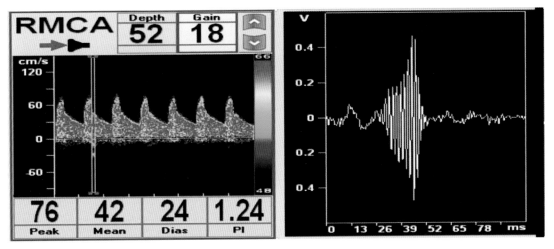

图 3-48 TCD 对术中栓子的监测，栓子分析表现为短时、高强度、单方向的"纺锤波"波形

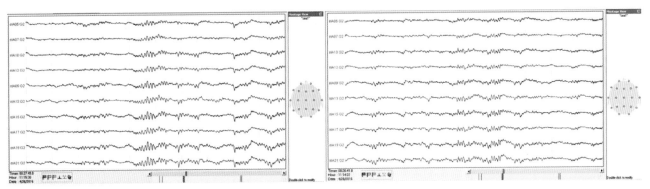

图 3-49 脑电监测颈动脉阻断前后的表现，显示在动脉阻断后渐变地出现波幅升高、频率稍减慢，但并不需要转流

活动，不能反映皮质下结构的功能状态，且 EEG 监测可能难以发现轻微的缺血性改变，而这些看似轻微的缺血同样可能导致脑梗死的发生。

4. 体感诱发电位监测

体感诱发电位（somatosensory evoked potential，SEP）是通过特定的刺激，作用于感觉系统而在脑组织形成相应的电位变化。在 CEA 手术中，可以通过刺激对侧正中神经，在大脑中动脉供血区形成相应的诱发电位；或刺激对侧胫神经，对应的是大脑前动脉供血区。诱发电位的波幅与脑电活动类似，同样与脑血流量密切相关（图 3-50）。目前，大多数研究显示，诱发电位的波幅下降超过 50%，则

提示脑组织供血不足，有必要进行干预。与局麻下 CEA 评价神经功能相比较[25]，SEP 显示出极好的结果，准确度高达 98%，特异度 100%，敏感度 89%；同时，相对于脑电监测而言，SEP 受麻醉、低体温的干扰较小，且不需要太过专业的培训，刺激诱发的电位变化比较持久，因此，可作为脑电监测的良好替代。但 SEP 的缺点在于其覆盖的脑组织范围较小，对脑组织低灌注的反应比 EEG 慢，而且仅能监测体感皮质的功能活动，如果其他部位发生术中栓塞，可能没有变化。

5. 近红外光谱监测

近红外光穿透力强，能轻易透过头皮、颅骨等各层进入脑组织，并被氧合血红蛋白

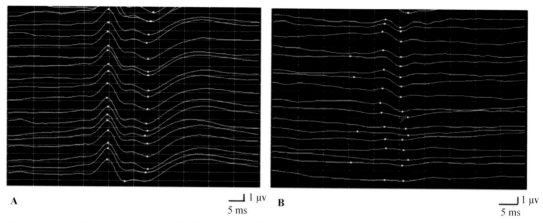

图 3-50 SEP 监测中正常（**A**）与脑缺血（**B**）的典型表现

（HbO₂）、去氧血红蛋白（Hb）所吸收，因为两者的吸收光谱不同，在近红外波段各自的吸收峰处于不同波长位置，所以，通过测量多个波长的结果，可以计算两种物质的相对百分含量，即血氧饱和度，而根据总血红蛋白浓度的变化，还能测量脑血流量。近红外光谱（near-infrared spectrometry，NIRS）最早于 1985 年应用于早产儿的心脑血管手术中。20 世纪 90 年代初，逐渐证实了脑缺血与 NIRS 监测结果的相关性，并在近年逐渐应用于 CEA 手术。当脑灌注不足时，HbO₂ 和总血红蛋白含量降低，而 Hb 含量升高，从而可以被监测（图 3-51），多数文献认为，血氧饱和度下降的临界值在 15% ～ 25% 之间。有些研究显示，阻断颈动脉引起的局部脑血氧饱和度的降低与 EEG 的改变有一定相关性，但血氧饱和度变化的阳性预测值较低，根据这个变化来选择术中转流，可能会增加大约 20% 的"过度"转流；也有的研究[27]认为，NIRS 与运动诱发电位监测联合应用可以提供更加准确的监测效果。但同时，还有很多研究[28]认为，NIRS 的监测效度比较低，与残端压力相比较，局部脑血氧饱和度下降 15% 预测残端压力小于 40 mmHg 的敏感度和特异度分别为 76.3% 和 81.1%，下降 20% 预测的敏感度和特异度分别为 57.9% 和 86.8%。可见，众多研究对 NIRS 的结论产生极大的差异，究其原因，可能在

于 NIRS 技术自身的部分缺陷，近红外光谱检测仪器的传感器放置在额叶，但 CEA 术中最易受缺血性损伤影响的部位是大脑中动脉供血区；另外，脑血流的变化个体间差异较大，动脉血氧饱和度、血压、动脉血二氧化碳张力、血细胞比容、脑血容量等因素均可能影响脑组织血氧饱和度；而且 NIRS 监测结果同时包括了颈外动脉供血的颅外组织，很难排除颅外血流及血氧饱和度改变所造成的干扰。NIRS 监测花费低、操作简单且无创，无须专业人员分析结果，尤其对于少数颞骨声窗缺乏的患者，它可作为良好的 TCD 替代手段，但由于自身缺陷及当前研究之间的较大冲突，目前难以广泛推广。

6. 新型的监测手段

除了上述传统的方法，还有一些监测方法，包括额颞脑电双频指数监测（BIS）、颈静脉球部氧饱和度监测等，我们都曾经进行过相应的研究，虽然有一定的意义，但对于 CEA 的敏感度并没有特别的优势，在此不做赘述。还有一些新型的监测手段，较有代表性的是一种叫作 c-FLOW 的新型设备，这是 Ornim 公司最新研发的无创脑血流监测仪，其原理是将 TCD 与近红外光谱技术结合，既可以无创测定额叶深部脑组织微循环的血流速度，还可以监测深部脑微循环的血氧饱和度，

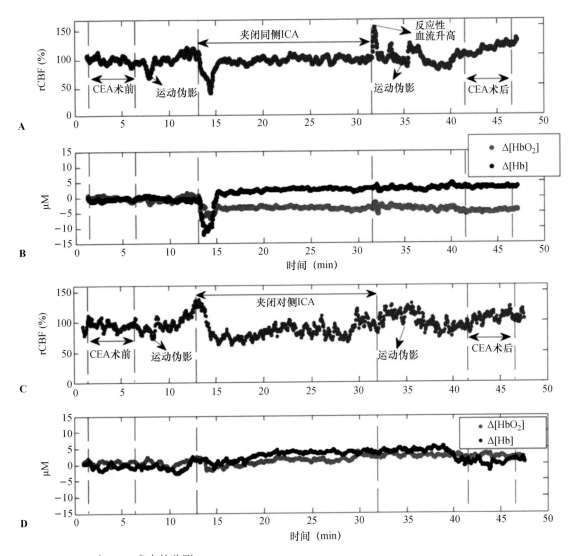

图 3-51 NIRS 在 CEA 术中的监测

最终通过一定的计算方法，将两者结合起来形成一个新的参数——脑血流指数（cerebral flow index，CFI），以期全面反映脑血流状况（图 3-52）。我们在 2015 年通过诊断性研究，以 TCD 监测为参照标准，评价了 c-FLOW 在 CEA 手术中监测脑血流变化的有效性，根据手术进程设置基线、阻断、开放等不同时间点，分别记录两种监测手段的监测值，将 c-FLOW 的监测数值与 TCD 进行相关性分析，结果显示，术中阻断颈动脉后，c-FLOW 预测术中脑灌注不足的敏感度、特异度分别为 70.0%、93.7%，诊断符合率为 90.4%，Kappa 值为 0.75，其与"金标准"的 Pearson 相关系数 $r = 0.647$（$P < 0.001$）。因此我们认为，c-FLOW 作为一种新型的无创脑血流监测仪，可以在 CEA 手术中连续、实时地进行脑血流监测，并相对准确地预测术中脑灌注不足，由于其操作简单，仅需要在额部贴附电极片，而且结果直观，不需要特殊培训即可明确结果，可能是未来 CEA 术中监测的良好替代手段。

八、转流技术

转流技术是在动脉阻断后脑血流不足时，通过转流管建立临时的旁路血流通路，从而保证在阻断期间不发生缺血性事件。虽然这是一

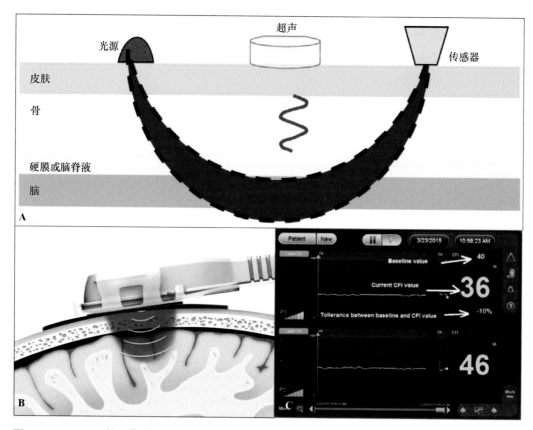

图 3-52 c-FLOW 的工作原理（**A**）与操作界面（**C**），图 **B** 示意传感器贴在头皮表面，通过超声和近红外光共同作用

种安全性措施，但毕竟是额外的手术操作，因此，在指征和方法等方面需要关注。

1. 转流技术的指征

一般在监测条件下，发现脑血流或功能评价不足时使用转流技术，但也有的医生对所有病例均常规使用转流技术。从多项大型临床研究的结果看[29]，常规使用转流的 CEA 围术期卒中率为 0.7% ～ 3.6%，卒中或死亡率为 0.8% ～ 3.6%，确实具有较满意的效果。但每一次额外的操作均可能造成新的风险，在转流管植入时，有可能造成血管壁的损伤甚至夹层（图 3-53），而且常规转流势必增加手术时间，因此，大部分学者不建议常规转流。目前，对

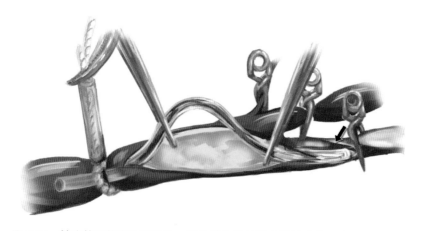

图 3-53 转流管可能带来的风险，黑色箭头显示转流管导致的颈内动脉夹层

于转流技术使用的指征，并没有明确的共识，多是依据手术医生的经验和判断，例如有的医生对所有合并对侧颈动脉闭塞的患者视为代偿不良，均采用转流，有的则采用局麻的方式，术中不断与患者交流以决定是否转流，也有的会加快手术操作，希望在此期间不出现脑缺血。我们认为，转流的指征与前文所述的术中血流监测具有密切的关系，最好在监测的反馈和指导下决定转流与否。

2. 转流管的种类

有很多不同的转流管设计，主要分为单腔和双腔两种（图3-54）。其中，单腔转流管较为简单，一般是有一定硬度的硅胶管，保持一定的外径和管腔内径，操作简单，但转流管的固定依赖于Rummel止血带或特殊的动脉阻断夹，有在术中脱落的可能；而双腔转流管，则是在导管两端设计球囊，通过另一个腔道进行加压扩张，从而形成动脉内的"内阻断"，避免了单腔转流管的缺点，但因为双腔的设计，这种转流管一般相对较硬，增加了血管壁损伤的风险，另外，也使得在相同外径条件下，血流通过的主腔相对更细，而且球囊不见得一定能够在腔内完全固定，术中有滑脱的风险。

3. 转流技术的操作方法

首先将转流管近端置入颈总动脉并固定，然后经转流管小部分放血，以排出气体，最后将其置入颈内动脉远端并固定（图3-55）。

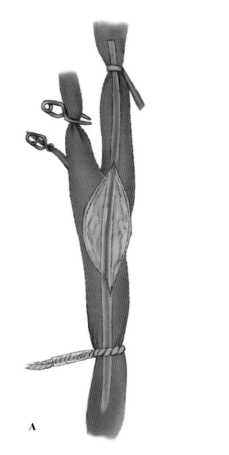
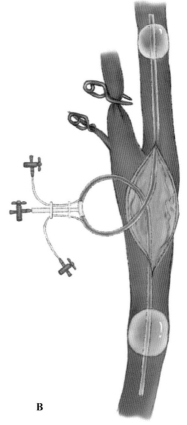

A   B

图 3-54　图示颈动脉转流管。**A.** 单腔转流管及其固定方式；**B.** 双腔转流管及其固定方式

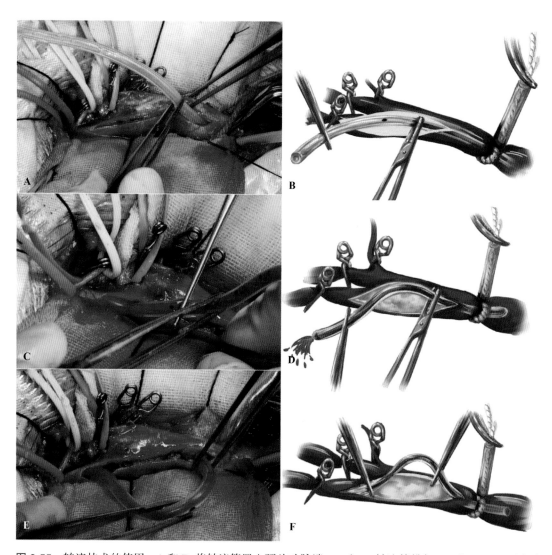

图 3-55　转流技术的使用。**A** 和 **B.** 将转流管置入颈总动脉端；**C** 和 **D.** 转流管排气；**E** 和 **F.** 置入颈内动脉端

Tips: 转流管置入的方法其实也是有争议的，比如 DeBakey 教授在 1959 年[30]最早介绍这种方法时，就是采用先置入颈内动脉端（图 3-56），两者似乎差异不是很大，但考虑到颈总动脉压力更高，应该更有利于转流管的排气，所以，我们一般建议先放置颈总动脉端。额外说一句，推荐医生们阅读一下 DeBakey 教授的这篇文章，我们现在耳熟能详的补片、转流、外翻手术等都在这篇 1959 年的文章中，有图文并茂的描述，时隔 50 年，我们仍能从文章中看出这位外科巨匠的创新头脑和娴熟技艺。

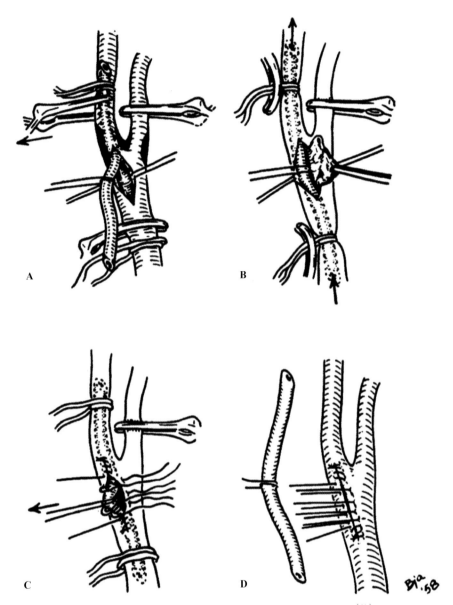

图 3-56　转流管的使用（摘自 DeBakey 教授 1959 年的文献报道[30]）

4. 去除转流管的方法

斑块去除后，分别从动脉切口的远、近端向中间缝合，留最后 2～3 针，将转流管剪断或打折取出，分别释放阻断的几支动脉，从中间的缺口处放血排出杂质和气体，然后以侧壁血管钳阻断后开放血流，从而减少阻断时间，剩余的几针缝合则在侧壁血管钳的帮助下完成（图 3-57）。

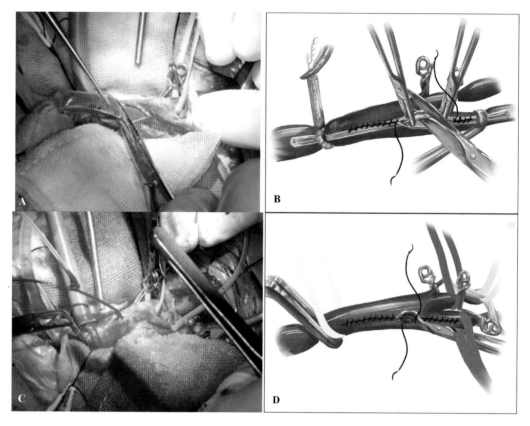

图 3-57 去除转流管的方法。**A** 和 **B.** 两端缝合，转流管中间剪断或打折取出；**C** 和 **D.** 剩下几针缝合处，在侧壁阻断钳的帮助下完成缝合

Tips: CEA 是否需要转流，以及如何选择是一直存在争议的，有意思的是，这种争议性似乎与医生所属学科相关。我们曾经对 CEA 的中文文献进行分析评价[31]，不同学科在是否使用转流的问题上存在较大差异（图 3-58），其中，神经外科与血管外科大部分采用选择性转流（84% 和 90%），而心胸外科半数以上采用常规转流（65%），这可能多少反映出不同学科对于术中缺血的认识和术中监测的应用，我们还是建议在准确监测的基础上，选择性采用转流技术。

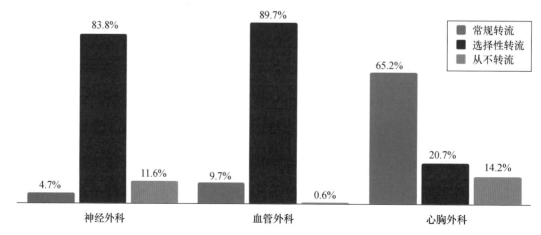

图 3-58　2012—2016 年中文文献分析显示不同学科在转流选择方面的差异

九、其他 CEA 手术方式

CEA 的目的是重建狭窄的颈动脉，因此，可以通过多种方法达到这一目的，并非只是单纯的纵向切开再缝合；另外，现代技术对医生提出更高的要求，重建正常的局部血流动力学状态同样是我们的手术目的。CEA 在其发展的 60 余年历史中，衍生出不同的手术方式，也产生出很多的争议。

1. 补片成形 CEA

在 CEA 广泛开展后，很多医生发现术后出现再狭窄，可能源于缝合时边距过大导致的管径缩窄，以及过度的内膜增生反应。因此，有医生开始尝试扩大缝合的方式，即采用额外的血管补片缝合，使局部扩大，以期降低再狭窄的发生率。1959 年，在 DeBakey 教授的经典文章[30]中，就已经介绍利用针织涤纶做补片扩大缝合（图 3-59），经历了数十年的发展，补片成形 CEA（patch CEA，pCEA）已经成为 CEA 手术中重要的一个技术。

（1）补片成形的手术技术：补片的缝合技术较为简单，一般采用先内侧后外侧的次序，便于操作（图 3-60），有的医生建议采用"降落伞"式缝合。

（2）pCEA 的理论依据：自从有了补片成形技术，其与标准 CEA（standard CEA，sCEA）的争论就没有停止，虽然补片可以扩大缝合，但是不是必需？补片会不会带来额外的风险？也因此而诞生了几个随机对照研究，希望解答这个问题。2019 年的一篇 meta 分析[32]，汇总分析了 29 个临床研究，包括 9 项随机对照研究，共计 13 219 例 CEA，结

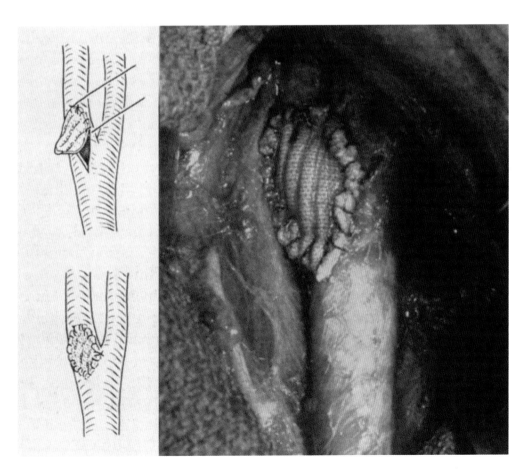

图 3-59　最初的补片成形手术，摘自 DeBakey 教授 1959 年的文献报道（PMC 免费学术论文，不涉及版权）

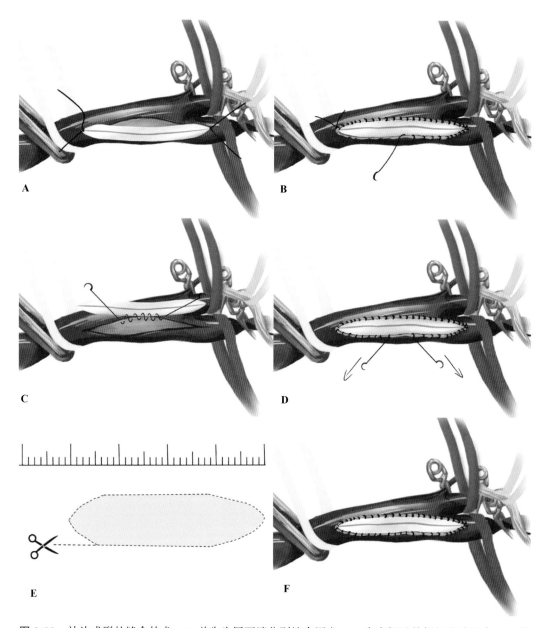

图 3-60 补片成形的缝合技术。**A.** 首先头尾两端分别缝合固定；**B.** 先内侧后外侧的连续缝合；**C.** 降落伞缝合法的基本步骤；**D.** 降落伞式缝合到最后时要双针同时向外提拉，注意缝合过程中没有打结的步骤；**E.** 根据切口长度精确裁剪补片长度、直径和形状；**F.** 缝合完成后的补片成形外观

果显示，sCEA 组中 30 天的整体卒中风险较高，在排除非随机研究后，该差异没有统计学意义，但 sCEA 组的再狭窄率更高。然而，对于 pCEA 的质疑其实一直存在，有研究通过术后的横截面超声图像重建进行了计算机流体力学研究[33]，发现与 sCEA 相比较，pCEA 并没有血流动力学的优势，相反会呈现低壁面剪切力（WSS）和较高的振荡剪切指数（OSI），提示可能存在更多的血栓形成风险。

（3）补片种类：目前普遍使用的补片包括静脉补片、Dacron（聚酯纤维）补片、ePTFE（膨体聚四氟乙烯）补片、牛心包补片等，虽然多为进口材料，但也有的国产企业开始了这方面的研发工作，未来的组织工程移植物可能会发挥很大的作用。

Tips: pCEA 是在假定 sCEA 可能导致缩窄性缝合的基础之上发展起来的手术技术，但如果缝合后的管径丢失近乎于无呢，是否还需要 pCEA？虽然有诸多临床试验验证了 pCEA 的优势，但对照组都是普通的 CEA，如果更换为显微镜下的显微 CEA 技术呢？2006 年，英国剑桥的 Pippa G. Al-Rawi 教授团队报告了他们在显微手术的基础上，使用补片或直接缝合的随机对照研究[34]，共纳入 328 例患者，其中 153 例补片缝合，175 例直接缝合，术后 30 天卒中风险相似（直接缝合 2.9%，补片 3.9%），12 个月闭塞率也相近（直接缝合 1.8%，补片 3.4%）。试验在纳入这些病例后终止，因为按照这个结果，如果希望得出两者之间的显著性差异，样本量要达到 10 420 例以上，这是无法达到的。其他研究也得出显微 CEA 直接缝合可以获得较低的再狭窄率（3.2%，M. Reinert[35]，瑞士伯尔尼，2012 年）。在我们看来，作为一个全面的外科医生，应该掌握各种手术技术，但作为显微神经外科医生，我们更倾向于常规采取更细致的技术，毕竟补片可能带来诸如感染、出血、假性动脉瘤等额外的风险，从我们单中心数据而言，sCEA 具有很好的长期疗效。

2. 外翻式 CEA 手术

外翻式 CEA（eversion carotid endarterectomy，eCEA）手术最早见于 DeBakey 教授 1959 年的回顾性技术报道，后来得到很多学者的改进，并在多个临床研究中得以验证，因为其避免了直接缝合可能引起的管径丢失，所以被很多医生视为一线的手术方法。

（1）外翻式 CEA 的手术方式：DeBakey 教授最初的手术方式，是在颈总动脉末端，即狭窄段的近端横行切断，并将血管壁向上翻起，将颈内动脉和颈外动脉的斑块分别剥离掉，然后做颈总动脉的端-端吻合（图 3-61）。1970 年，Etheredge 报道了类似的手术方法。

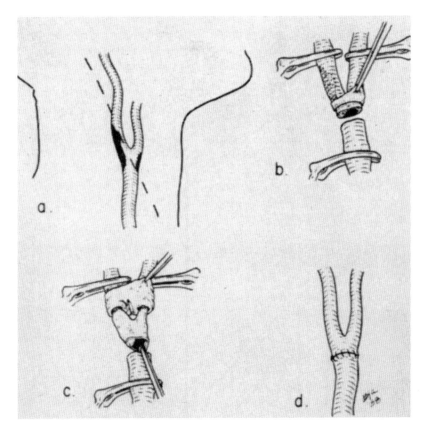

图 3-61　最初的外翻式 CEA 手术（摘自 DeBakey 教授 1959 年的文献报道[30]）

1985 年，Kiney 和 Kasprzak 等[36]在此基础上改良了针对 ICA 狭窄的 eCEA 手术，即横行的切断位置在颈内动脉起始段，向上剥离颈内动脉斑块，向下剥离颈总动脉斑块，然后再将颈内动脉与颈总动脉末端切口进行端-端吻合，这也是目前最多被接受的一种方法（图 3-62）。

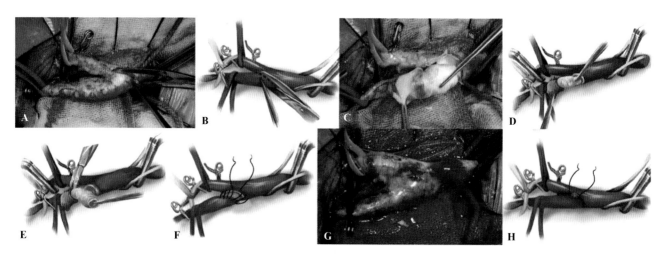

图 3-62　常用的外翻式 CEA 手术。**A** 和 **B.** 在颈内动脉起始段横行切断；**C** 和 **D.** 将斑块向下外方牵拉，同时反方向提拉动脉壁，剥离斑块；**E.** 在斑块与正常血管的移行部锐性剪断斑块；**F** 至 **H.** 连续缝合

> **Tips:** 外科医生总是充满创造力的，在 eCEA 方面也是表现得淋漓尽致，除了上述两种主流的 eCEA 手术方式之外，还有一些细微的改良方式。例如 2014 年，法国医生 Georg[37] 报道的双 eCEA 治疗串联颈动脉狭窄，也是别出心裁，先将 ICA 起始段切断，常规 eCEA 手术操作，然后经由此切口向近心端分离斑块与血管壁的界限，并在 CCA 的斑块近心端再次横行切断，将经由上面切口分离的斑块切断，两个切口分别吻合（图 3-63），尤其适合斑块向 CCA 延伸较多或串联的病例。还有一些其他的方式，在后面会陆续介绍。

（2）外翻式 CEA 的理论依据：鉴于存在不同的 CEA 手术方式，一直有学者希望获得最佳治疗方式的结论。2018 年，英国学者[38]完成了截至目前最新的系统回顾和 meta 分析，结果显示，自 1994—2008 年，先后有 5 个随机对照研究针对 eCEA 与其他手术方式，尤其是经典 CEA 手术进行了对照研究，从这些研究的汇总结果来看，eCEA 并不能显著降低术后 30 天的卒中、死亡、死亡 / 卒中、死亡 / 卒中 / 心肌梗死、颈部血肿这些临床终点的发生，但与降低晚期再狭窄明确相关。符合条件的观察性研究有 20 个，汇总分析显示 eCEA 在除颈部血肿之外的所有上述临床终点，都显示出更好的结果。将随机对照研究和观察性研究一起分析，共包括 16 249 例 eCEA 和 33 251 例经典 CEA，eCEA 可以显著降低术后 30 天的卒中、死亡、死亡 / 卒中、晚期再狭窄；另外，eCEA 与补片成形 CEA 相比没有差异，只是颈部血肿少于后者。

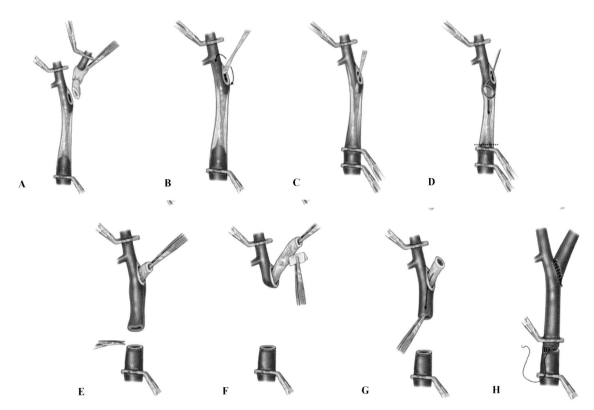

图 3-63 双外翻式 CEA 手术，适用于如图所示 CCA 较长的斑块。**A.** 类似常用的外翻式 CEA；**B** 和 **C.** 以剥离子沿斑块边界向近心端分离；**D.** 利用 Vollmar 环形剥离器进一步向近心端分离；**E.** 剪断 CCA 下端切口，将斑块从上端切口拉出；**F.** 推挤与斑块相连的 CCA 动脉壁使其分离；**G.** 将 CCA 管壁从下端切口拉下，使其恢复翻出；**H.** 缝合上、下端切口

Tips：关于 eCEA 与其他手术方式的比较，似乎一直占有明显优势，包括最新的这个系统回顾和 meta 分析，但很有意思的是，真实世界中 eCEA 所占比例仍然很难与经典 CEA 相比，是因为 eCEA 更难吗？相信接触过这类手术的医生不会这样认为，在我们看来，可能源于几个方面的原因：① eCEA 也存在固有的可能弊端，其对术后血流动力学的影响一直存在争议，我们将在后面详述；②不同医生对于不同手术方式的偏爱和熟悉程度，决定了这些对照研究或观察性研究的差异，与药物的对照研究不同，手术方式的对照研究因为存在各种人为因素的干扰，一直很难获得绝对认可；③很多外科医生更希望通过手术操作的细致性来改善患者的长期预后，比如显微 CEA 手术。

（3）外翻式 CEA 的技术要点：第一，行外翻式 CEA 时，为了将动脉有效地外翻，需要将 ICA 周围完全游离，而在经典 CEA 一般不需要将颈动脉深面的筋膜分离开；第二，我们要确定横行切断的位置，一般而言，如果斑块主体在 ICA，更适合在 ICA 起始端切断，如果位置偏 CCA 更多，则可以选择相对近端的切口；第三，远端正常内膜的判断（图 3-64），在外翻颈动脉壁时，到斑块的上缘，一般可以看到明显的动脉硬化到正常内膜的移行部，菲薄、半透明，此时宜沿其边缘锐性切断，最好一次完成，否则很难修剪或钉缝；第

四，在缝合前，有的医生喜欢将 ICA 和（或）CCA 纵行加长切口，从而在吻合时达到扩大吻合；还可以根据 ICA 的长度和折曲程度，适度剪除部分 ICA，或将 ICA 向更近心端位置吻合，从而消除 ICA 的折曲，这在动脉硬化的患者中是常见的（图 3-65）；第五，缝合时，一般先连续缝合深面的血管壁，再缝合浅面血管壁；我们习惯第一针先缝合 1 点钟位置，然后逆时针缝合深面，到 6 点钟方向要保证端-端对齐，不要错位，此时可以打结后再缝合浅面血管壁，此时应注意不要缝合到深面血管壁（图 3-66）。

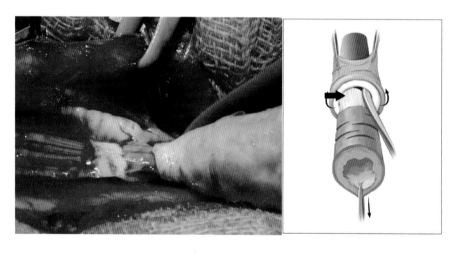

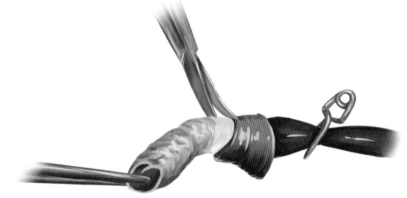

图 3-64　外翻 CEA 处理远端内膜的细节

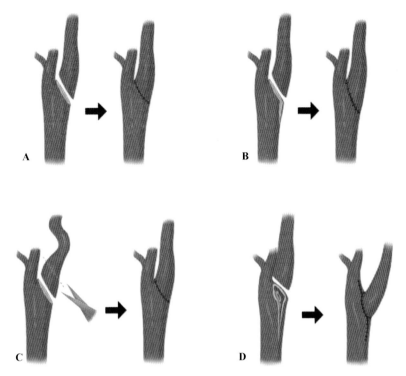

图 3-65　外翻 CEA 吻合的不同选择。**A.** 原位缝合；**B.** 扩大颈总动脉吻合口缝合；**C.** 截短 ICA 缝合；**D.** ICA 低位缝合

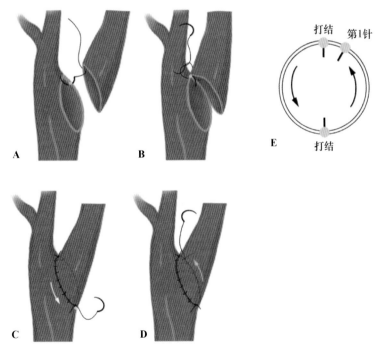

图 3-66　外翻 CEA 吻合的缝合方法。**A.** 第 1 针在 1 点钟方向（ICA 端）；**B.** 逆时针缝合至 0 点并打结；**C.** 依次缝合深面血管壁至 6 点钟方位，注意该点要保证对齐，打结；**D.** 缝合浅面血管壁直至 1 点钟位置；**E.** 缝合顺序大致模式

Tips：外翻 CEA 有时也需要转流（图 3-67），此时可以直接在切断后的管腔内放置转流管，剩最后两针缝合结束前，去除转流管，但这种方式需要在剥除斑块后再置转流；也可以在切口远端切开，置入转流管远端，而转流管近端经横行的断口置入，或是在切口的近端和远端单独切开放置转流管，缺点是暴露范围要更大，优点是在剥除斑块之前就能够完成转流。

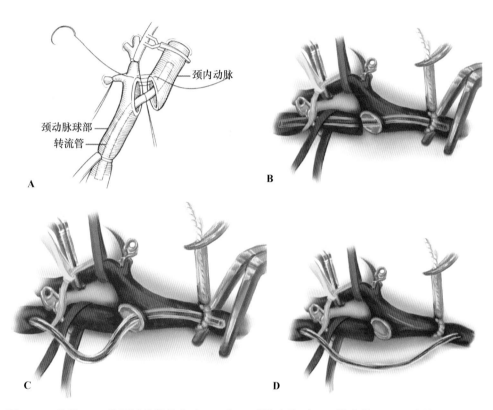

图 3-67　外翻 CEA 使用转流管的方法。**A** 和 **B.** 剥除斑块后置入转流管；**C.** 远端单独切口置入转流管；**D.** 远、近端均单独切口置入转流管

（4）外翻式 CEA 的可能弊端：1996 年，Hirschl 等报道了 CEA 术后血压不稳定或高血压状态，并在之后有陆续的报道，尤其是 eCEA 最为显著，这种血压不稳定状态是造成术后心脑血管并发症的危险因素，其原因可能与颈动脉窦的压力感受器有关。一般情况下，颈动脉窦的压力感受器位于颈内动脉起始端内侧的外膜下[39]，其作用是激活传导至延髓的孤束核和疑核，这种压力感受反射起到抑制交感系统（包括肾素-血管紧张素-醛固酮系统）的作用，同时激活心脏的副交感系统，外周血管舒张，抗利尿激素和肾素分泌减低，使得外周血管阻力降低，导致心率、心搏出量下降，血压下降（图 3-68）。因此，当 CEA 手术破坏压力感受器或窦神经时，相当于进行了颈动脉窦的去神经化操作，术后的压力反馈消失，

导致血压升高、变异度增加或不稳定状态，而eCEA 由于横行切断颈内动脉起始端，最容易出现这种情况。2017 年，一项系统回顾[40]针对 eCEA 与 sCEA 术后的高血压进行了对比，共纳入 7 项研究，包括 4 项非随机前瞻性研究、2 项回顾性研究、1 项随机对照试验的事后分析，结果显示，两种手术方式在各种并发症方面没有差异，但 eCEA 术后伴随较多的高血压，需要更多的降压药控制，而 sCEA 则伴随更多的低血压。

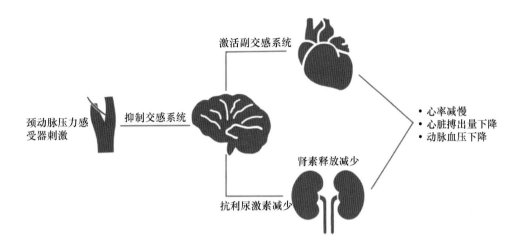

图 3-68　图示颈动脉窦压力感受器在血压调节中的作用

Tips： 术后血压变异度大或高血压似乎是 eCEA 难以解决的问题，尽管并没有证据认为这种血流不稳定状态会造成明确的不良事件，但就像一直研究这个领域的德国海德堡大学 Serdar Demirel 教授[40]的观点，对于一个预防性卒中的手术而言，术后高血压应该被归类为并发症了。有鉴于此，还有一些出色的外科医生想出更为巧妙的手术方法。1995 年，法国里昂的 Chevalier 等[41]报道了保留颈动脉窦的 eCEA 方法，首先从 CCA 到 ECA 做纵切口，剥离斑块，并横行切断斑块以远的 ICA，将 ICA 连同斑块翻向 ECA 的纵切口，完全剥除斑块后，分别缝合 ICA 横切口和 CCA-ECA 纵切口，该手术被命名为 Chevalier-CEA，可以成功保留窦部的压力感受器（图 3-69）。2011 年，俄罗斯莫斯科的 Antsupov 等[42]报道了另外一种改良手术方法，将 ICA 起始端的横行直切口更改为 S 形，即切口上缘提高到 ICA 起始端 1 cm 以上，也巧妙地避开了窦部的压力感受器（图 3-70）。虽然这两种方法都是积极的尝试，但并没有得到更多的认可，从根本而言，外科手术的要旨是简洁，原本是为了减少再狭窄而发明了 eCEA，又担心术后血压的问题而改良出几种繁琐的手术，真的很有意义吗？我们不妨回到原点，难道医生不能够通过更精细的手术技术来减少血管管径丢失和再狭窄吗？

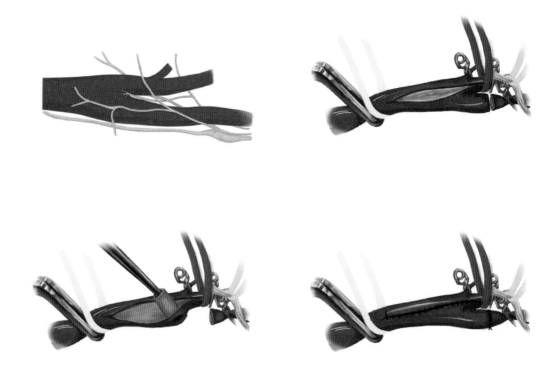

图 3-69 保留颈动脉窦的 eCEA 改良手术方法：Chevalier-CEA 示意图，详细步骤见文中所述

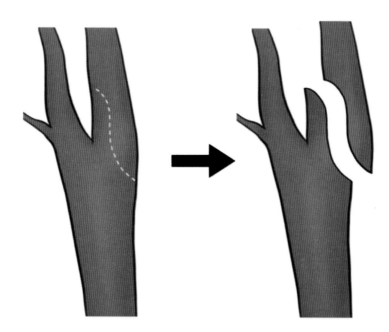

图 3-70 保留颈动脉窦的 eCEA 改良手术方法：Antsupov-CEA 示意图，详细步骤见文中所述

3. 显微 CEA 手术

随着显微镜在外科，尤其是神经外科的广泛使用，显微手术的理念和技术也被引入 CEA 手术中。1986 年，美国的 Spetzler 教授[43]率先在 *Journal of Neurosurgery* 杂志发表了显微 CEA 手术的相关报道，他们常规在斑块剥除后应用手术显微镜进行管腔的清理和缝合，认为通过显微镜同轴系统的放大和照明，可以避免 CEA 术中可能的内膜瓣、血栓、栓塞、外膜卷入管腔、缝合缩窄等不良情况。1993 年，加拿大 Findlay 教授[44]报道的显微 CEA，提倡在暴露颈动脉后即常规使用显微镜，包括阻断、切开、剥除、清理、缝合等诸多步骤，获得很好的疗效。而很多日本神经外科医生提出更广泛地应用显微镜，甚至在分离暴露颈动脉之前，强调从肌肉间、完整保护肌肉筋膜的情况下暴露颈动脉，确实会带来最小的副损伤，并提出 CEA 的分离解剖过程是年轻神经外科医生显微训练的基础。2014 年，日本大阪的 Ichinose 教授[45]提出在高倍显微镜下经内膜间间隙切除斑块（图 3-71），而不是传统的沿内中膜之间间隙，这是很有挑战性的一个思路和技术，是否会遗留部分斑块？或者是否能够获得更好的动脉结构？虽然他们报道了很好的疗效和预后，但可能还需要更大样本量的验证。

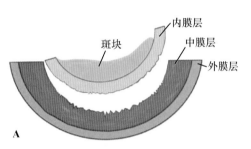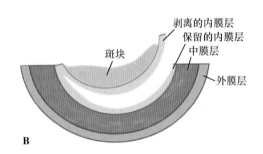

图 3-71 日本学者的经内膜间间隙显微 CEA 手术示意图。**A.** 沿内膜下剥离斑块会导致中膜层破坏；**B.** 沿内膜间间隙剥离斑块可以保留部分内膜层且不破坏中膜层

> **Tips:** 显微镜引入外科很早，但显微手术却要晚得多，因为显微手术并不仅仅是在显微镜下的手术，而是更多新的理念和思路，对于这一点，个人比较尊重日本医生的"匠人"精神，总是能把普通手术做到极致。是否应该选择显微 CEA，一直在国内存在争议，尤其是神经外科和血管外科医生之间，神经外科医生认为显微 CEA 可以通过更细致的操作获得更好的疗效，而血管外科医生则认为必要性不大，显微手术时间会耗费更长的时间。作为神经外科医生，我是坚决支持显微 CEA 的，首先，我认为手术时间与术者简洁有序的操作更为相关，而非术野的放大倍率，个人曾经在显微镜下从开始切皮到完成缝皮仅 23 min，并没有比肉眼下手术时间更长；而最重要的是，我始终认为，CEA 手术作为一个预防卒中的有创性治疗，其实已经与诞生之初不同了，60 多年前，当 DeBakey 等医生发明该术式时，想的无非是去除阻碍、去除容易脱落的栓塞源泉，但在 60 年后的今天，在 CAS 和药物越来越好的 21 世纪，我们外科医生还是只把这个手术作为"清淤"的手段吗？更新的理念应该是血管重建，如何还给患者一个更健康、更具备完整机能的动脉，才是我们的目标，在此背景下，强烈建议每一位做这个工作的医生都尝试用显微手术的理念和技术去重建血管，虽然显微手术技能是神经外科医生所最擅长的，但绝非神经外科所独有，经过认真的显微训练，每一位外科医生都能够成为显微 CEA 手术的优秀术者。

4. 其他特殊的 CEA 手术方式

虽说是特殊的 CEA 手术方式，其实万变不离其宗，仍然是切除斑块、恢复血管，只不过针对不同的疾病特点有一些特别的想法和小革新。

（1）改良外翻式 CEA（modified eversion carotid endarterectomy，m-eCEA）：m-eCEA 这个名词最早由美国布朗大学的 Robert B. Paterson 团队[46] 在 2011 年提出，报道了他们的改良方法（图 3-72），其实很简单，类似于 sCEA，依然是纵向切口，只不过切口不进入 ICA，仅位于 CCA 和球部，然后通过这个切口向上翻转操作，可以剥除切口以上 1 cm 左右的斑块，操作确实比 eCEA 简单很多，平均阻断时间 29.2 min；其实早在 1980 年，美国阿拉巴马大学的 Carmichael JD 教授[47] 就

报道了这样的手术方法，只不过没有归类为 sCEA 还是 eCEA，平均阻断时间仅为 10.5 min；之后，还有一些学者也报道了类似的方法，认为阻断时间更短，手术更为简单安全。这种做法说起来比较简单，但在操作时，还是要完整游离出足够长的 ICA 段，才能方便将斑块下拉完成翻转切除，总体而言比较适合局限病变。2016 年，英国的 Johnathan Porter 教授[48] 报道了他们的改良手术方法，命名为部分切开的 eCEA（partial eversion carotid endarterectomy，p-eCEA），顾名思义，也就是按照 eCEA 来做，但仅切开动脉前壁，而保持后壁完整，与其他 m-eCEA 不同的是，这个切口是斜行而非纵行，同样获得很好的疗效（图 3-73）。还有更多医生在 eCEA 切断 ICA 的基础上进行相应的细节修改，比如扩大横切口面积，或向上、向下延续 CCA 的切口，或者将

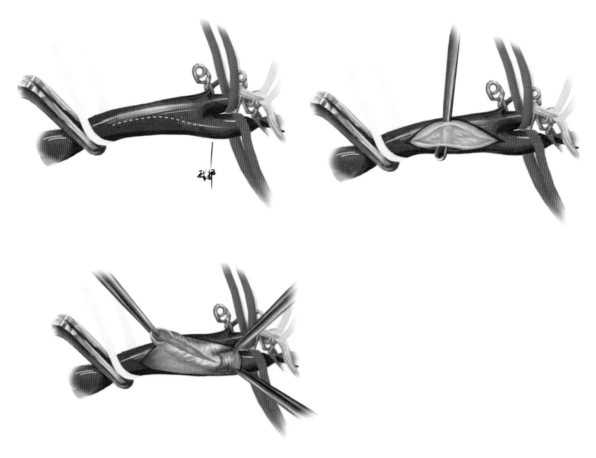

图 3-72　改良 eCEA 的手术方法

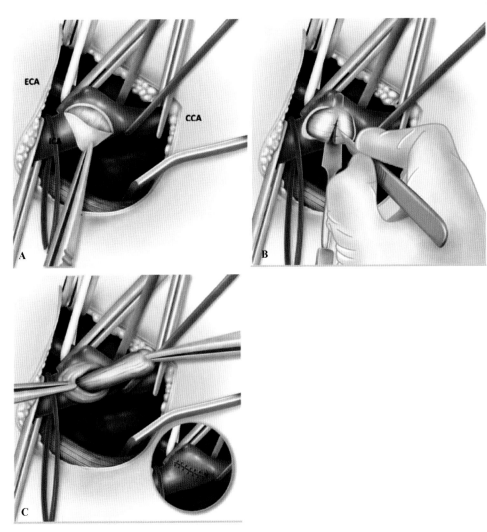

图 3-73　部分切开的 eCEA（p-eCEA）手术方法。**A.** 斜行切开动脉前壁暴露斑块；**B.** 离断斑块近端；**C.** 外翻剥离斑块并缝合动脉壁

ICA 的切口也做延长切开处理，从而扩大 ICA 与 CCA 的端-侧吻合口，以期获得更大的管径，减少再狭窄。各种设计不一而足，但最关键的问题在于，管径扩大会带来流量的增加或者远期通畅率的增加吗？管径的增大会不会导致局部血流动力学的改变而不利于长期预后呢？这些可能都需要更多的动力学研究和临床验证。

Tips: 看看各种"花式"CEA 手术方法，是不是会对外科医生的想象力叹为观止？在直径 1 cm 以内的血管上，各种各样的切开和吻合搭配似乎都有着各自合理的解释。我们在近 20 年的 CEA 临床实践中，针对不同的病例，也曾尝试过上述各种不同的方法，从最终的术者体验而言，我个人更倾向于部分切开的 eCEA，与 Johnathan Porter 教授略有不同的是，我们建议将 ICA 前壁的切开点向外侧移一点（图 3-74），在 2 点钟方向，同时向后壁延续到 7 ～ 8 点钟方向，这样既可以避开颈动脉窦的压力感受器，又可以增加外翻的范围，缝合时还不至于太过繁琐，个人体会总的阻断时间仅 5 ～ 8 min，确实是很方便的，但同样也是仅限局限性病变，过长的狭窄病变是不适合的。

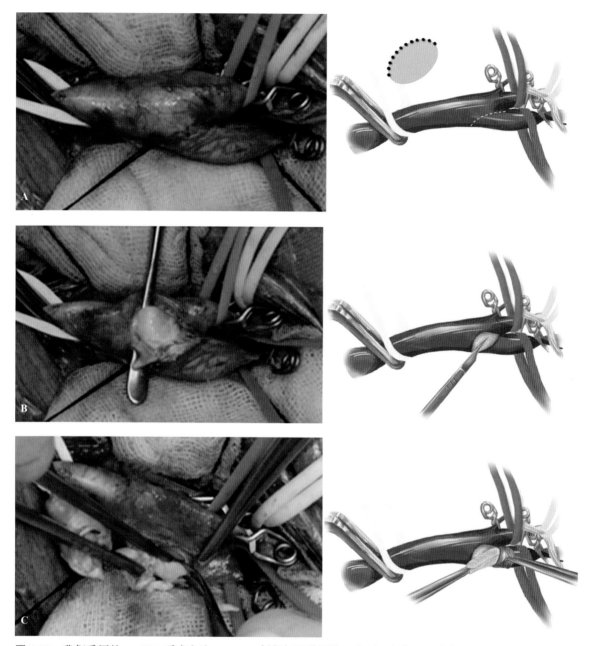

图 3-74 我们采用的 p-eCEA 手术方法。**A.** ICA 斜行切开范围从 2 点到 7 点位；**B.** 离断斑块近端；**C.** 外翻式游离斑块远端并切断

（2）"整形"CEA 手术：所谓"整形"CEA 其实只是我们为突出血管形态的整复而给予的称谓，并不是什么新鲜的手术方式，最早的 eCEA 其实就是起源于这样的手术理念，即针对冗长的 ICA 或 CCA 进行横断后截短再吻合，从而重建生理状态的形态。具体的方法有多种，包括切除迂曲冗长的部分然后吻合、切除 ICA 起始段并将冗长部分拉直再做吻合，或是切除部分 CCA，将整个 ICA 和 ECA 一起下拉吻合，或是在常规 eCEA 的基础上，将 ICA 下拉一段距离吻合在 CCA（图 3-75）。

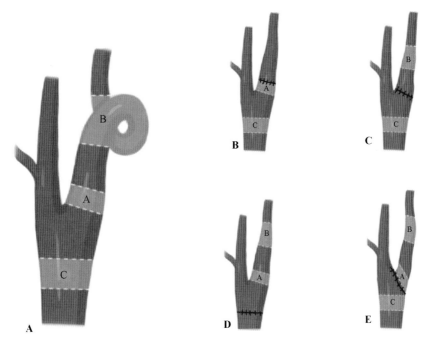

图 3-75　"整形" CEA 的不同手术方法。**A.** ICA 迂曲模式图；**B.** 直接切除迂曲段血管并吻合；**C.** 切除 ICA 起始段，并将迂曲段拉直后吻合；**D.** 切除部分颈总动脉，并将 ICA、ECA 一起下拉后吻合；**E.** 外翻式剥离斑块后，将 ICA 下拉后低位吻合

> **Tips:** 对于冗长迂曲或折曲的 ICA，其实早在 1959 年，就由美国医生 Quattlebaum[49] 所报道，甚至还有因不同角度而制订的各种分型，但病因和发病机制一直都存在争议，甚至其对脑供血是否有影响？是否会增加卒中发生风险？都是未知的，人为的分型更是没有什么临床价值。这种所谓的"整形" CEA 曾经在欧美比较多见，近年的报道少了很多，也许是不值得外科手术去干预的，但如果同时合并颈动脉狭窄，手术时就应该考虑更多，尽量恢复血管原有的生理状态。这几种整复手术，我们都曾经尝试过，个人较为推荐最后一种，也就是将 ICA 整体下拉吻合，操作更为简单，但对于部分扭曲成袢的病例，在其袢状的部位，ICA 内膜和中膜都有相应的病理变化，简单的拉直可能会使局部扭曲变窄，此时也只能将袢状扭曲的部位截除再做端-端吻合了。另外，也提醒经验不是很丰富的医生，提防狭窄以远出现迂曲的病例，在斑块去除以后，动脉壁变薄，缝合后可能出现折曲而影响血流。

参考文献

[1] Weiss MR, Smith HP, Patterson AK, et al. Patient positioning and nasal intubation for carotid endarterectomy. Neurosurgery, 1986, 19（2）: 256-257.

[2] Foreman PM, Harrigan MR, Griessenauer CJ, et al. Access to the carotid artery bifurcation: cadaveric study with application to nasotracheal intubation as a technique to improve access to a high carotid artery bifurcation. Br J Neurosurg, 2015, 29（6）: 865-867.

[3] Liu J, Martinez-Wilson H, Neuman MD, et al. Outcome of carotid endarterectomy after regional anesthesia versus general anesthesia-a retrospective study using two independent databases. Transl Perioper Pain Med, 2014, 1（2）: 14-21.

[4] GALA Trial Collaborative Group, Lewis SC, Warlow CP, et al. General anaesthesia versus

local anaesthesia for carotid surgery（GALA）：a multicentre，randomised controlled trial. Lancet，2008，372（9656）：2132-2142.

［5］Feng H，Wang TL，Cai B. Ischemic stroke predicts myocardial injury after carotid endarterectomy for symptomatic severe carotid artery stenosis. Clin Appl ThrombHemost，2014，20（4）：422-426.

［6］Langer K. Zur Anatomie und Physiologie der Haut. 1）Ueber die Spaltbarkeit der Cutis；2）Die Spannung der Cutis；3）Ueber die Elasticita der Cutis；4）Das Quellungvermogen der Cutis（On the anatomy and physiology of the skin. Ⅰ. The cleavability of the cutis. Ⅱ. Skin tension. Ⅲ. The elasticity of the cutis. Ⅳ. The swelling capabilities of skin）. Br J Plast Surg，1978，31：3-8，93-106，185-199，273-278.

［7］Greene KA，Zabramski JM，Spetzler RF. Enhancing rostral exposure for carotid endarterectomy：technical report. Barrow Quarterly，1998，14（3）. https：//www.barrowneuro.org/education/grand-rounds-publications-and-media/barrow-quarterly/volume-14-no-3-1998/enhancing-rostral-exposure-carotid-endarterectomy-technical-report/.

［8］Fry RE，Fry WJ. Extracranial carotid artery injuries. Surgery，1980，20：365-369.

［9］Izci Y，Moftakhar R，Pyle M，et al. Retromandibular fossa approach to the high cervical internal carotid artery：an anatomic study. Neurosurgery，2008，62（5 Suppl 2）：ONS363-369；discussion 369-370.

［10］Sasaki T，Nakamura Y，Yomo S，et al. The posterior cervical triangle approach for high carotid artery exposure in carotid endarterectomy. J Neurosurg，2012，116（3）：680-684.

［11］Safar HA，Doobay B，Evans G，Kazemi K，et al. Retrojugular approach for carotid endarterectomy：a prospective cohort study. J Vasc Surg，2002，35：737-740.

［12］Stehr A，Scodacek D，Wustrack H，et al. Retrojugular versus ventrojugular approach to carotid bifurcation for eversion endarterectomy：a prospective randomized trial. Eur J VascEndovasc Surg，2008，35（2）：190-197. doi：10.1016/j.ejvs.2007.10.012.

［13］Mendes GA，Zabramski JM，Elhadi AM，et al. Carotid endarterectomy：comparison of complications between transverse and longitudinal incision. Neurosurgery，2014，75（2）：110-116；discussion 116.

［14］白雪松，宋刚，张智萍，等. 单次与反复使用永久动脉瘤夹对兔颈总动脉血管壁损伤的影响. 中国脑血管病杂志，2016，12：650-653.

［15］单娜娜，张玉和，任仲一，等. 颈动脉的形态与动脉粥样硬化的解剖学观测. 中国临床解剖学杂志，2010，28（01）：23-26.

［16］Hays RJ，Levinson SA，Wylie EJ. Intraoperative measurement of carotid back pressure as a guide to operative management for carotid endarterectomy. Surgery，1972，2：953-957.

［17］Kelly JJ，Callow AD，O'Donnell TF，et al. Failure of carotid stump pressures. Its incidence as a predictor for a temporary shunt during carotid endarterectomy. Arch Surg，1979，114：1361-1366.

［18］Harada RN，Comerota AJ，Good GM，et al. Stump pressure，electroencephalographic changes，and the contralateral carotid artery：another look at selective shunting. Am J Surg，1995，170：148-153.

［19］Cherry KJ Jr，Roland CF，Hallett JW Jr，et al. Stump pressure，the contralateral carotid artery，and electroencephalographic changes. Am J Surg，1991，162：185-188；discussion 188-189.

［20］Guay J，Kopp S. Cerebral monitors versus regional anesthesia to detect cerebral ischemia in patients undergoing carotid endarterectomy：a meta-analysis. Can J Anaesth，2013，60（3）：266-279.

［21］Spencer MP. Transcranial Doppler monitoring and causes of stroke from carotid endarterectomy. Stroke，1997，28（4）：685-691.

［22］华扬. 实用颈动脉与颅脑血管超声诊断学. 北京：科学出版社，2004.

［23］van Mook WN，Rennenberg RJ，Schurink GW，et al. Cerebral hyperperfusion syndrome. The Lancet Neurology，2005，4（12）：877-888.

［24］Liu H，Di Giorgio AM，Williams ES，et al. J Biomed Res，2010，24（6）：460-466.

［25］Sbarigia E，Schioppa A，Misuraca M，et al. Somatosensory evoked potentials versus locoregional anaesthesia in the monitoring of cerebral function during carotid artery surgery：preliminary results of a prospective study. European Journal of Vascular and Endovascular Surgery，2001，21（5）：413-416.

［26］Mauermann WJ，Crepeau AZ，Pulido JN，et al. Comparison of electroencephalography and cerebral oximetry to determine the need for in-line arterial shunting in patients undergoing carotid endarterectomy. Journal of Cardiothoracic and Vascular Anesthesia, 2013, 27（6）: 1253-1259.

［27］Uchino H, Nakamura T, Kuroda S, et al. Intraoperative dual monitoring during carotid endarterectomy using motor evoked potentials and near-infrared spectroscopy. World Neurosurgery, 2012, 78（6）: 651-657.

［28］Manwaring ML, Durham CA, McNally MM, et al. Correlation of cerebral oximetry with internal carotid artery stump pressures in carotid endarterectomy. Vascular and Endovascular Surgery, 2010, 44（4）: 252-256.

［29］Aburahma AF, Mousa AY, Stone PA. Shunting during carotid endarterectomy. J Vasc Surg, 2011, 54（5）: 1502-1510.

［30］De Bakey ME, Crawford ES, Cooley DA, et al. Surgical considerations of occlusive disease of innominate, carotid, subclavian, and vertebral arteries. Ann Surg, 1959, 149（5）: 690-710.

［31］韩涛，焦力群，凌锋，等. 中国颈动脉内膜切除术的文献评价与现状. 中国脑血管病杂志，2014，11（01）: 1-5.

［32］Huizing E, Vos CG, van den Akker PJ, et al. A systematic review of patch angioplasty versus primary closure for carotid endarterectomy. J Vasc Surg, 2019, 69（6）: 1962-1974.

［33］Harrison GJ, How TV, Poole RJ, et al. Closure technique after carotid endarterectomy influences local hemodynamics. J Vasc Surg, 2014, 60（2）: 418-427.

［34］Al-Rawi PG, Turner CL, Waran V, et al. A randomized trial of synthetic patch versus direct primary closure in carotid endarterectomy. Neurosurgery, 2006, 59（4）: 822-829.

［35］Reinert M, Mono ML, Kuhlen D, et al. Restenosis after microsurgical non-patch carotid endarterectomy in 586 patients. Acta Neurochir（Wien）, 2012, 154（3）: 423-431.

［36］Kasprzak P, Raithel D. Eversion endarterectomy for internal carotid artery. Angio, 1990, 12（1）: 1-8.（in German）

［37］Georg Y, Psathas E, Alomran F, et al. Double eversion carotid endarterectomy of tandem carotid lesions. Ann Vasc Surg, 2014, 28（5）: 1186-1191.

［38］Paraskevas KI, Robertson V, Saratzis AN, et al. Editor's choice-an updated systematic review and meta-analysis of outcomes following eversion vs. conventional carotid endarterectomy in randomised controlled trials and observational studies. Eur J VascEndovasc Surg, 2018, 55（4）: 465-473.

［39］Celi de la Torre JA, Skrypnik DA, Vinogradov RA, et al. Postoperative Blutdruckschwankungen nach Karotisendarteriektomie（Postoperative blood pressure alterations after carotid endarterectomy）. Der Chirurg, 2018, 89: 123-130.

［40］Demirel S, Goossen K, Bruijnen H, et al. Systematic review and meta-analysis of postcarotid endarterectomy hypertension after eversion versus conventional carotid endarterectomy. J Vasc Surg, 2017, 65（3）: 868-882.

［41］Reigner B, Reveilleau P, Gayral M, et al. Eversion endarterectomy of the internal carotid artery: midterm results of a new technique. Ann Vasc Surg, 1995, 9（3）: 241-246.

［42］Antsupov KA, Lavrentiev AV, Vinogradov OA, et al. Peculiarities of glomus-sparing eversion carotid endarterectomy. Angiol Sosud Khir, 2011, 17（2）: 119-123.

［43］Spetzler RF, Martin N, Hadley MN, et al. Microsurgical endarterectomy under barbiturate protection: a prospective study. J Neurosurg, 1986, 65（1）: 63-73.

［44］Findlay JM, Lougheed WM. Carotid microendarterectomy. Neurosurgery, 1993, 32（5）: 792-798.

［45］Ichinose T, Naito K, Tsuruno T. Microsurgical interintimal dissection in carotid endarterectomy. World Neurosurg, 2014, 82（1-2）: e225-e228.

［46］Tan TW, Weyman AK, Barkhordarian S, et al. Single center experience with modified eversion carotid endarterectomy. Ann Vasc Surg, 2011, 25（1）: 87-93.

［47］Carmichael JD. Carotid surgery in the community hospital: 467 consecutive operations. Arch Surg, 1980, 115: 937-939.

［48］McBride R, Porter J, Al-Khaffaf H. The modified operative technique of partial eversion carotid endarterectomy. J Vasc Surg, 2017, 65（1）: 263-266.

［49］Quattlebaum JK Jr, Upson ET, Neville RL. Stroke associated with elongation and kinking of the internal carotid artery: report of three cases treated by segmental resection of the carotid artery. Ann Surg, 1959, 150: 824-832.

第四章

颈动脉支架成形术——必须知道的替代方法

颈动脉狭窄的治疗，从药物治疗到外科手术治疗，经历了巨大的突破，但随着材料科学和机械技术的进步，人们开始追求创伤更小、更简便的治疗方法，介入治疗无疑是对传统外科手术的巨大挑战，颈动脉狭窄亦是如此，从对手术的补充逐渐变成竞争态势，颈动脉支架具备更快的发展速度和普及速度。作为从事颈动脉内膜切除术（CEA）的外科医生，颈动脉支架成形术（CAS）这种替代治疗方法是必须要了解的。

一、颈动脉支架成形术的历史发展

人类真正的介入诊断和治疗始于20世纪20—30年代，第一次世界大战后的社会和经济稳定期，经济和思想都得到一定的发展，使 Werner Forssmann、António Egas Moniz、Sven-Ivar Seldinger 这些出色的医生变得伟大，他们先后发明了血管内导管操作、血管造影、经皮动脉穿刺置管术等惠泽当代的介入基本方法（图 4-1）。

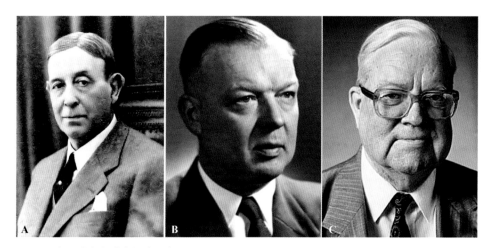

图 4-1　介入诊断与治疗的先驱者。**A.** António Egas Moniz（1874—1955），葡萄牙神经外科医生，1926 年完成首例脑血管造影，1949 年因发明脑白质切除术（leucotomy）而获得诺贝尔奖；**B.** Werner Forssmann（1904—1979），德国心脏科、泌尿外科医生，1929 年完成首例导管置入造影，1956 年获得诺贝尔奖；**C.** Sven-Ivar Seldinger（1921—1998），瑞典放射科医生，1953 年发明 Seldinger 技术穿刺血管

第二次世界大战后，在经过 20 年的复苏后，欧美国家迎来临床医学发展的一个高峰期。1964 年，美国医生 Charles T. Dotter（图 4-2）无意中发明了经皮腔内血管成形术[1]，并提出 "The angiographic catheter can be more than a tool for passive means for diagnostic observation；used with imagination it can become an important surgical instrument（血管造影导管不仅仅可以用作诊断和观察的被动手段，充分想象一下，它可能会成为重要的外科手术器械）"。1977 年，德国放射科医生 Andreas Grüntzig（图 4-2）在苏黎世完成了人类首例冠状动脉球囊扩张成形手术。1979 年，德国医生 Klaus Mathias（图 4-2 和图 4-3）完成首例经皮颈动脉纤维肌发育不良患者的球囊扩张成形手术；1980 年，完成首例动脉粥样硬化患者的球囊扩张成形手术。同年，美国医生 Charles W. Kerber（图 4-3）报道了 1 例据信是 1977 年完成的病例[2]，这是一个左侧颈动脉分叉部位严重狭窄准备行 CEA 的患者，

但术前造影就发现左侧颈总动脉起始端重度狭窄，因此，在 CEA 完成后，Kerber 直接经切口处向近心端置入导丝，并进行了球囊扩张成形，也许这是第一例颈动脉狭窄的球囊扩张成形手术。但无论是谁，这些伟大的医生都是在 30 岁左右就完成这些卓越的尝试。

随后，随着材料科学的发展，人类发明了支架，这个概念源于 1964 年 Charles T. Dotter 的构想，当时设想有一个 "endovascular splint（血管内夹板）"，可以遮挡住血管扩张后的假腔，并在血管内最终 "re-intimalization（再内皮化）"。1986 年，法国医生 Jacques Puel 和 Ulrich Sigwart 第一次使用支架治疗冠状动脉狭窄。1989 年，还是德国医生 Klaus Mathias，完成首例颈动脉支架成形术（图 4-3）。1993 年，美国医生 Edward B. Diethrich 开创了目前最为广泛使用的球囊扩张加支架成形术。

CAS 诞生后，很快就进入学术、技术和材料的成熟阶段，大量的临床研究、大量新型的设计使得 CAS 快速发展起来。

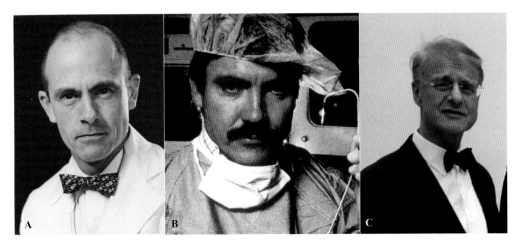

图 4-2　血管狭窄介入治疗的先驱者。**A.** Charles T. Dotter（1920—1985），美国放射科医生，1964 年完成首例导管扩张血管成形术；**B.** Andreas Grüntzig（1939—1985），德国放射科医生，1977 年完成首例冠状动脉血管成形术；**C.** Klaus Mathias，德国放射科医生，1979 年完成首例颈动脉球囊扩张成形术，1989 年完成首例颈动脉支架成形术

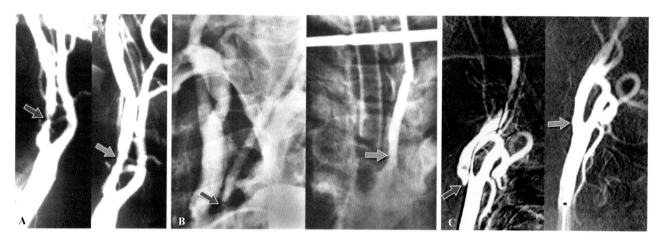

图 4-3　颈动脉狭窄最早的介入治疗。**A.** 1979 年，Klaus Mathias 完成首例经皮颈动脉球囊扩张成形术；**B.** 1980 年，Charles W. Kerber 报道了首例经切口颈总动脉球囊扩张成形术；**C.** 1989 年，Klaus Mathias 完成首例颈动脉支架成形术。红色箭头代表血管狭窄，绿色箭头代表治疗后狭窄解除

Tips: 在这里简单回顾了介入的发展历程，从血管造影的发明到血管内支架成形技术，经历了短短的 60 年，但每一位关键技术的关键人物，并没有得到当时学术界的充分认可。António Egas Moniz 虽然获得诺贝尔奖，但并非因为血管造影；Werner Forssmann 甚至因为这项前瞻性的工作而丢掉心脏科医生的工作，余生从事泌尿外科工作；Sven-Ivar Seldinger 寄希望于这个血管穿刺技术完成博士毕业，也没有成功；即便是 20 世纪 70 年代的 Mathias，也因为对颈动脉的治疗构想受到德国权威部门的邮件警告。但这些伟大的医生都坚持了正确的道路，而且几乎都是在 40 岁之前就完成这些伟大的尝试（图 4-4），是值得我们学习和深思的，临床创新性工作需要一点年少的轻狂和坚持。

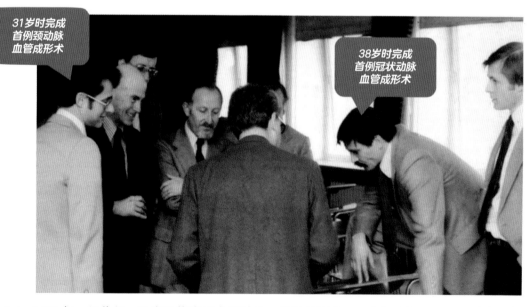

图 4-4　1980 年，纽伦堡，经皮血管成形术研讨会，在场的有 Dotter（左二）、Grüntzig（右二）、Mathias（左一）

二、颈动脉支架成形术的临床证据

在尝试对颈动脉狭窄进行球囊扩张成形术治疗的 20 世纪 70 ～ 80 年代，CEA 虽然已经广泛开展，但并未获得临床证据；而当 CAS 真正成熟时，CEA 已经成为颈动脉狭窄治疗的"金标准"。因此，CAS 经过安全性研究的验证后，并没有再与药物治疗相对比，而是直接与 CEA 进行了大量的对照性研究。

1. 颈动脉支架成形术的安全性研究

2000 年后，支架的材料和设计趋于成熟，医生的技术也逐渐稳定，颈动脉支架开始了一个新的时期，有大量的上市后登记研究来评价 CAS 的安全性（图 4-5）。虽然在这个阶段初期[3]，CAS 的并发症发生率还是比较高的，但随着试验数量的累积，CAS 变得越来越安全，这表明有经验的医生越来越多，手术适应证的选择越来越科学，而 CAS 技术也越来越成熟。

2. 颈动脉支架成形术的有效性研究

在队列研究证实其安全性和可行性后，针对 CEA 与 CAS 进行了大量的随机对照研究（表 4-1）。

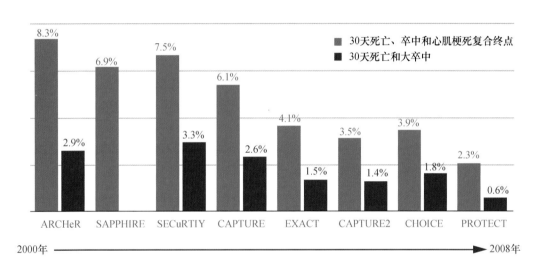

图 4-5　颈动脉支架早期的临床试验。自 2000—2008 年，安全性越来越满意

表 4-1　CEA 与 CAS 对比的多中心随机对照研究

	发表时间	样本量	EPD 比例	围术期死亡或卒中率		围术期死亡、卒中或心肌梗死率	
				CEA	CAS	CEA	CAS
CAVATAS	2001	504	0	5.9%	6.4%	—	—
SAPPHIRE	2004	334	95.6%			9.8%	4.8%
SPACE	2006	1200	27%	6.3%	6.8%	—	—
EVA-3S	2008	527	91.9%	3.9%	9.6%	—	—
ICSS	2010	1713	72%	4.7%	8.5%	5.2%	8.5%
CREST	2010	2502	96.1%	2.3%	4.4%	4.5%	5.2%

EPD，栓塞保护装置

颈动脉和椎动脉腔内血管成形术研究（CAVATAS）[4]是2001年完成的多中心试验，结果显示血管内治疗与CEA之间的致残性卒中或死亡率无显著性差异；但该研究的入选和排除标准不严格，当时还没有栓塞保护装置，而且血管内治疗组中只有26%采用了支架，因此，其结果的可信度相对较差。

2004年，在北美完成了CEA高风险患者的CEA与CAS对照研究（SAPPHIRE）[5]，对334例CEA高危患者随机进行了2种治疗，3年的远期结果没有差异，但因为是非劣效性假设，因此，最终结论认为，对于CEA高危患者而言，CAS优于CEA（$P = 0.004$）。但该研究也是备受诟病。首先，由于与同期非随机化的支架登记研究竞争入组，该试验被提前终止，降低了研究的效力；其次，入选的患者虽然做CEA手术是高危的，但大部分无症状，也就是说，就疾病本身而言并非高危的颈动脉狭窄；再次，该研究中，无症状的心肌酶阳性结果被视为心肌梗死，可能部分增加了CEA的终点事件。

2006—2010年，在欧洲先后完成了3项大样本多中心随机试验，都显示出相似的结果，即CEA优于CAS。2006年，SPACE研究[6]由于入组缓慢和缺乏资金支持而提前终止，结果未能证明CAS的非劣效性。2008年，法国完成了症状性重度颈动脉狭窄患者的CEA与CAS对照研究（EVA-3S）[7]，共纳入527例患者，CAS组30天死亡率或卒中率明显高于CEA组，因此被提前终止；之后还发布了5年的随访数据，依然提示CAS的终点事件显著更高，但10年的随访数据显示两者差异不大。2010年，国际颈动脉支架研究（ICSS或CAVATAS-Ⅱ）[8]纳入了来自全球50个中心的1713例症状性中度以上颈动脉狭窄患者，结果显示，CAS组120天卒中、心肌梗死或死亡率显著更高，术后新发梗死灶的发生率也更高；5年随访数据显示，两组致残性卒中或死亡的发生率相似，但CAS发生任何卒中的累积风险要高得多。这3项试验提示CAS无法

达到CEA的安全性和有效性，但我们必须看到的是，这3项试验中，并没有要求使用栓塞保护装置，围术期的双重抗血小板治疗也不是必需的，似乎是不成熟的CAS败给了成熟的CEA，但这几个试验的确证明，CAS围术期的并发症取决于术者的经验和临床管理。

2010年，北美完成了迄今为止最大规模的多中心随机对照研究——CREST研究[9]，共纳入2502例症状性和无症状性颈动脉狭窄患者，与前面几个试验设计存在较大的不同。首先，该研究设计了一个前导试验阶段，对参与人员和中心进行了严格的培训和资质评估；其次，CREST仅限定一种支架，且要求只要技术上可行，必须采用栓塞保护装置；再次，围术期要求严格的抗血小板治疗。最终结果显示，两组之间没有显著性差异，但CAS的术中卒中率高于CEA，而CEA的围术期心肌梗死发生率更高，同时，CREST的亚组分析显示，对于CAS而言，症状性患者、女性和高龄（年龄＞65岁）是与CAS不良预后密切相关的因素。虽然CREST研究是迄今为止规模最大、被接受程度最高的一个临床研究，但仍然存在一些质疑的声音：第一，CREST最初设计是仅纳入症状性患者，但因为入组缓慢，后来又增加了无症状患者，可能削弱了症状性患者在两组之间的差异性。第二，关于心肌梗死的问题，CREST中的定义可能高估了其发生率，而且有意思的是，尽管CAS的围术期心肌梗死发生较少，但4年后CAS组的心肌梗死发生率却是CEA组的2.5倍，但因为4年后的心肌梗死不是主要终点指标，所以在试验中难以体现；另外，围术期出现心肌梗死的CAS患者在晚期有更多比例死亡，这些引起大家对CEA或CAS术后心肌梗死的质疑。第三，CREST使用的是开环支架，可能术中栓塞率会比较高。

3. CEA与CAS相关的临床指南推荐

颈动脉狭窄的治疗指南内容是紧随临床研究的，SAPPHIRE研究后，指南推荐对CEA手术高危的患者，可以考虑CAS治疗。而在

CREST 研究结果刚刚发布后，美国心脏协会（AHA）联合其他 13 个相关协会随即发布了新版的指南，推荐对于症状性患者，可以采用 CAS 替代 CEA，尽管 CEA 的结果更安全，同时，建议对高度选择的无症状患者，可以考虑预防性 CAS，但推荐级别定为 Ⅱ b 级，这些推荐都是基于 CREST 研究的结果。而在不同指南中，相应的推荐是存在差异的，尤其是血管外科学会的指南，对 CAS 的态度更加谨慎。在此，将近年来不同国家的指南进行简单汇总，方便医生们进行参考。

（1）近年的指南：我们选择了影响相对较大的几个指南[10-14]，包括 2017 年版欧洲血管外科学会（European Society for Vascular Surgery，ESVS）、2017 年版加拿大卒中最佳实践推荐（Canadian Stroke Best Practice Recommendations，CSBPR）、2016 年版英国皇家医师学院卒中工作小组（Royal College of Physicians，the Intercollegiate Stroke Working Party，RCP-ICSWP）、2014 年版意大利血管外科和血管内治疗学会（Italian Society for Vascular and Endovascular Surgery，SICVE）、2014 年版美国心脏协会 / 美国卒中协会（American Heart Association /American Stroke Association，AHA/ASA）、2013 年版韩国卒中临床研究中心（Korean Clinical Research Center for Stroke，KCRCS）、2013 年版德国神经外科学会（German Society of Neurosurgery，DGNC）和奥地利血管医学联盟（Austrian Union of Vascular Medicine，OUG）。

（2）指南中的共性推荐：对于手术指征的推荐是基本一致的（图 4-6）。

（3）指南中的不同之处：由于各国国情不同，在具体的细节、推荐的强度、质控的要求等方面还是存在细微差别。

1）CAS 的价值：大多数指南认为 CEA 是首选治疗方法，CAS 作为替代手段，仅在个别人群中认为 CAS 更为适合；其中，以 AHA/ASA 为代表的指南，将 CAS 视为 CEA 普遍有效的替代手段，而 ESVS 则对 CAS 的选择进行了相对明确的规定（表 4-2）。

推荐 CEA	6 个月内症状，NASCET 症状性定义，症状性 50% 以上狭窄
	预期寿命 ≥ 5 年，无症状，60% 以上狭窄
	年龄 ≥ 70 岁
推荐 CAS	符合 CEA 标准，CEA 手术风险高
禁止 CEA 或 CAS	狭窄度 < 50%

图 4-6 指南中的共性推荐

表 4-2 指南中对 CAS 的推荐

组织（年代）	CAS 作为替代方法	CAS 更适合
ESVS（2017）	症状性，< 70 岁；无症状，手术高危因素 ≥ 1 项	多学科认为手术高危，且手术高危因素 ≥ 1 项
CSBPR（2017）	两者类似，手术高危	
RCP-ICSWP（2016）	两者类似	不适合 CEA；< 70 岁，且患者倾向
SICVE（2014）	两者相同	
AHA/ASA（2014）	两者类似，严格筛选	
KCRCS（2013）	两者类似；参考年龄、性别、中心经验	
DGNC 等（2013）	两者类似，手术高危	

2）手术时机：AHA/ASA 建议在症状发生 14 天内，如果没有大面积梗死或出血，早期行 CEA。ESVS 也是同样观点，但特别强调 14 天内的治疗应选择 CEA，而非 CAS；进展性卒中或 TIA 最好 24 h 内完成 CEA；而对于静脉溶栓后的患者，如果神经功能迅速恢复〔改良 Rankin 量表（mRS）评分为 0 ～ 2 分〕、梗死面积 < 1/3 同侧大脑中动脉灌注区、大脑中动脉主干闭塞后再通、颈动脉狭窄程度 50% ～ 99%、无脑实质出血及无明显脑水肿，也建议 14 天内早期行 CEA。RCP-ICSWP 则建议，如果神经功能稳定，宜 7 天内早期行 CEA，但对静脉溶栓后的患者，应延迟 1 周后再行 CEA。

3）颈动脉闭塞：大部分指南对颈动脉闭塞并不建议积极手术治疗，ESVS 则建议，在接受最佳药物治疗后仍反复出现定位症状者，经多学科治疗组审查批准后可以尝试 CEA 或 CAS。

> **Tips：** CEA 从初创到成熟走过了 40 年，从 20 世纪 50 年代开始尝试，到 60 年代小心地求证，70 ～ 80 年代大范围推广，再到 1990—2000 年严谨的临床试验。但 CAS 相对而言，几乎是"跑步前进"，从 20 世纪 90 年代开始尝试到完成多个试验仅用了 20 年时间，这个差异在于人们对颈动脉狭窄及其治疗的理念已经通过 CEA 得到了更新，在此基础上，很容易对相似的治疗方式进行更深入的研究；另一方面，材料科学、工程技术的发展极大地促进了临床医学的发展，并在一定程度上弥补了医疗行为中医生或经验的差异性，相信在未来，随着各种新型介入材料的发展和进步，颈动脉支架会更加安全和有效，应用范围也会越来越广，逐渐会成为颈动脉狭窄治疗的主流方法。

三、真实世界中的 CEA 与 CAS

颈动脉狭窄的临床研究和指南在不同时期都有相应的很多推荐，但在实际临床工作中，各个国家和地区还是存在较大的选择性差异。

1. 美国颈动脉狭窄的 CEA 与 CAS 趋势

多项研究利用美国的全美住院患者数据库（Nationwide Inpatient Sample，NIS）、医保付费人群数据库或部分中心组成的血管质控数据库（Vascular Quality Initiative Database）进行过部分患者群的统计，可以看出一些端倪。其中，2017 年[15]专门针对 65 岁以上医保付费人群进行过 1999—2014 年间长达 16 年跨度的统计分析，结果显示，16 年间 CEA 病例数 937 111 例，从 1999 年的近 16 万下降到 2014 年的 7 万余例，平均每年降低 3.3%；CAS 总例数 231 077 例，每年都保持 2 万多例，没有太多变化，CEA 与 CAS 两种手术的比例从 7：1 下降到 3：1（图 4-7）。另一方面，CEA 平均住院天数从 2 天缩短到 1 天，花费从 8278 美元下降到 6779 美元，而 CAS 住院天数一直保持在 1 天，只是中间有一段时间为 2 天，花费从 12 963 美元上涨到 14 796 美元。总体而言，美国随着更好的危险因素控制等措施，颈动脉狭窄的患者数量是在持续降低的，手术的选择上，CEA 的卫生经济学指标要好一些，但治疗的倾向性却是 CAS 被接受得越来越多。

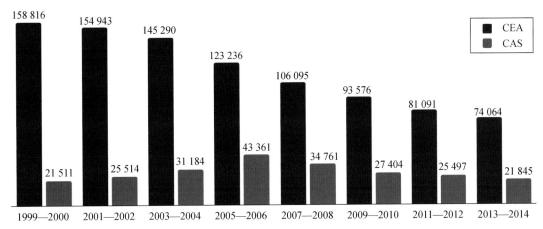

图 4-7 美国 1999—2014 年 65 岁以上医保付费人群颈动脉狭窄治疗的数据。可见在美国，CEA 是占绝对优势的治疗手段，16 年间，CEA 与 CAS 之比从 1999 年的 7：1 逐渐变化为 2014 年的 3：1，CAS 数量变化不是很大，CEA 却是以平均每年 3.3% 的速度在减少

2. 欧洲颈动脉狭窄的 CEA 与 CAS 趋势

欧洲大陆对于 CEA 与 CAS 的态度可能更加倾向于 CEA，无论从临床试验结果还是指南，都与北美存在一些差异。

（1）德国：德国有一个强制性的颈动脉狭窄全国质量登记系统，要求 2003 年以后的 CEA 和 2012 年以后的 CAS 必须登记在册，在这个基础之上，有一些数据的分析。根据两个数据库——"Bundesgeschäftstelle Qualitätssicherung（BQS）"和"医疗保健应用质量改善和研究学院（Institute for Applied Quality Improvement and Research in Health Care，AQUA）"的数据，2003—2013 年，德国统计[16] 共完成 CEA 手术 282 603 例，CAS 共 11 993 例，因为 CAS 是

在 2012 年以后要求登记的，所以这个数字仅限于 2012 年和 2013 年。结果显示，无症状颈动脉狭窄患者 CEA 的围术期卒中和死亡率在 10 年间显著降低（从 2.0% 降至 1.3%），CAS 结果很稳定（1.7%）；而对于症状性颈动脉狭窄患者，CEA 围术期并发症发生率也显著降低（从 4.6% 降至 2.7%），但 CAS 的并发症，在 2012 年为 3.9%，2013 年是 4.2%，似乎没有好的改变。

（2）法国：法国住院信息技术局（Agence Technique de l'Information sur l'Hospitalisation，ATIH）具有颈动脉狭窄治疗的相关数据，结合诊断相关组（Diagnosis-Related Groups，DRG）数据，法国医生[17] 总结了 2006—2015 年所有 CEA 与 CAS 的情况（图 4-8），可见在

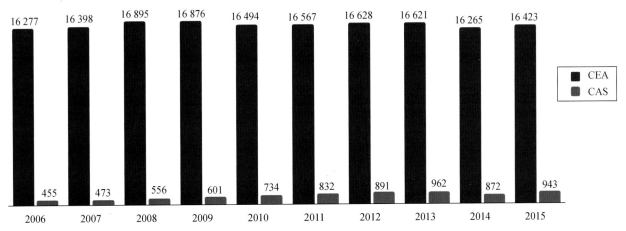

图 4-8 法国 2006—2015 年颈动脉狭窄治疗的数据，可见在法国，CEA 是占据绝对多数的，CAS 这些年有所增加，但与 CEA 的基数相比较，差异还是非常大的

法国，CEA 是占有绝对优势的，即便是近年来 CAS 在持续增加，两者之间在 2015 年的比例也高达 17∶1。CEA 的平均住院时间在公立医院是 8 天左右，私立医院是 6 天；CAS 在公立医院的平均住院时间为 8 ～ 10 天，在私立医院为 5 天左右。

（3）英国：根据英国国家健康服务机构（English National Health Service，NHS）的数据[18]，英国医生统计在 2006—2009 年，全国完成 CEA 手术 15 966 例，CAS 仅有 632 例，两者比例高达 25∶1；而近年的数据显示，英国的 CEA 数量在逐渐下降（图 4-9），而 CAS 并没有增加，2011 年仅占 CEA 数量的 5%，2017 年占 7%。

3. 亚洲国家

作为文化背景接近的东亚国家，中、日、韩在颈动脉狭窄的治疗选择上，有许多相似之处，与欧美国家则呈现出不同的选择。

（1）日本：日本的 CEA 与 CAS 基本都是由神经外科单一专业医生完成的，因此在治疗方式选择上具有较大的灵活性。2003 年，日本还是以 CEA 为主，但在 2005 年后，CAS 增长迅速，虽然 CEA 也有增加，但两者的差距越来越多，2013 年，日本 CEA 与 CAS 的比例只有 0.6∶1（图 4-10）。

（2）韩国：在韩国，98% 的人群由健康保险所覆盖。因此，韩国医生通过健康保险审查和评估服务机构（Health Insurance Review and Assessment Service，HIRA）的数据进行了相关分析[19]，结果显示，韩国 CEA 始终处于较少的比例，2013 年全国仅有 587 例，而 CAS 完成 2312 例，两者比例仅有 1∶4（图 4-11）。

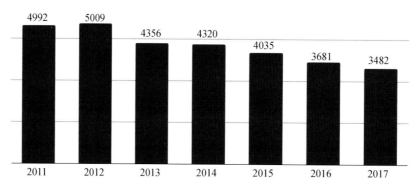

图 4-9　英国 2011—2017 年 CEA 的数据

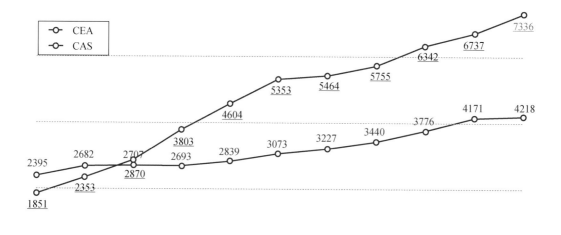

图 4-10　日本 2003—2013 年颈动脉狭窄治疗的数据

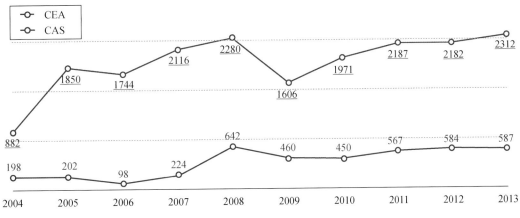

图 4-11 韩国 2004—2013 年颈动脉狭窄治疗的数据

4. 中国

我国的 CEA 起步于 20 世纪 80 年代，最早由首都医科大学宣武医院的汪忠镐院士报道完成，较欧美晚很多，而且起步维艰，直到 21 世纪初，各中心都没有累积大量的病例和经验。在这个阶段，中国人民解放军总医院的周定标教授、北京协和医院的管珩教授等先驱均为中国 CEA 的早期发展付出了大量的心血。CAS 起步于 20 世纪 90 年代，几乎与国际同步，我们获知的最早的病例分别由北大医院朱国英教授、首都医科大学宣武医院李慎茂教授、中山大学三院单鸿教授等完成，之后因为多学科积极的努力而发展迅猛（图 4-12）。2011 年开始，脑卒中的问题越来越得到国家的重视，成立了"国家卫生部脑卒中防治工程委员会（现国家卫健委脑卒中防治工程委员会）"，先后建立了 CEA 与 CAS 的专项培训中心，制订了技术指导规范等一系列措施，使得中国的颈动脉狭窄治疗进入快速发展时期。虽然我们缺乏全国的准确统计数据，但在国家卫健委脑卒中防治工程委员会（简称脑防委）的积极努力下，积极推动 CEA 与 CAS 的工作（图 4-13），建立了相关的数据登记平台，从这些数据显示，中国的 CEA 已经从 2010 年的低数量、小规模逐渐发展起来，但并未影响 CAS 的正常发展，只是两者的比例越来越趋于理性；而且在 2016 年成立了"国家卫计委（现卫健委）脑防委缺血性脑卒中外科专委会"（图 4-14），第一次将神经外科和血管外科医生团结在一起，为中国的 CEA 发展做出很大的贡献。

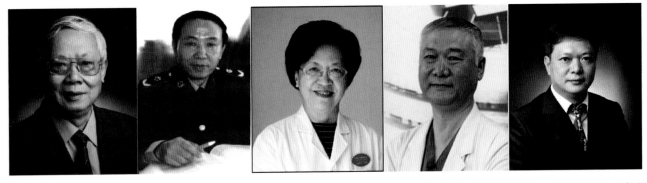

图 4-12 我国颈动脉狭窄治疗的早期学者，自左向右分别为汪忠镐院士、周定标教授、朱国英教授、李慎茂教授、单鸿教授

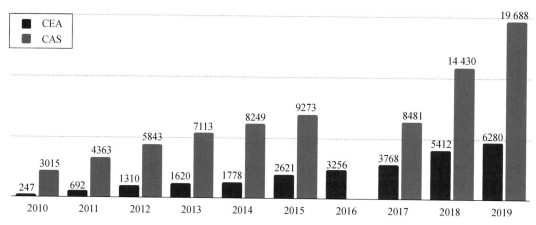

图 4-13　我国脑防委基地医院的 CEA 与 CAS 发展

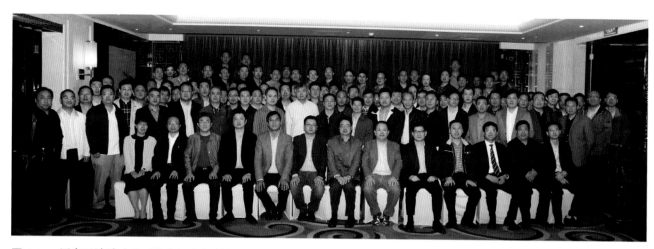

图 4-14　国家卫计委（现卫健委）脑防委缺血性脑卒中外科专委会于 2016 年成立

Tips: 在循证医学时代，虽然每个国家、每个学术组织都希望医生按照指南进行临床工作，但不可否认的是，每一位医生对疾病和指南的看法不同，遵循的程度也是不同的。2008年，《新英格兰医学杂志》进行了一个有意思的调查[20]，首先报道了一例 67 岁无症状颈动脉狭窄的男性病例，没有吸烟病史，有高血压和高脂血症病史，超声证实其右侧颈内动脉70% ～ 80% 狭窄，斑块不规则且峰值流速增高，左侧颈内动脉仅有 20% 的狭窄度。《新英格兰医学杂志》通过网站征集参与者的治疗建议，总共获得 4669 个选票，包括医生（76%）、医学生（16%）、医疗保健专业人员（5%）或其他人员（2%）。结果显示，2265 票（49%）建议综合的医疗管理，包括适当的药物治疗和临床随访，1488 票（32%）建议 CEA 手术，916 票（20%）建议 CAS 治疗，后两者同时强调需要适当的药物治疗为基础。参加投票的参与者来自 116 个国家和地区，不同区域也有不同的建议倾向性（表 4-3）。从这个有意思的调查可以看出，尽管很多临床研究证实对于重度无症状颈动脉狭窄患者建议 CEA 手术，但也还是有近半数的参与者并不愿意选择，尤其在亚洲和澳洲等地，已经超过半数选择医疗管理；而对于 CEA 与 CAS 的选择，只有亚洲和非洲是更多倾向于 CAS 的，并不是所有人都按照指南或循证医学的结论决定自己的观点。这就是真实世界的情况，与临床指南或证据可能并不完全相符，但基于个体和地域的临床决策还是占据临床实际工作的很大比例。

表 4-3 《新英格兰医学杂志》有关颈动脉狭窄治疗建议的调查分析

	药物＋管理	CEA	CAS
北美洲	47%	36%	17%
欧洲	48%	33%	19%
南美洲	49%	26%	25%
亚洲和俄罗斯	56%	20%	24%
澳洲和大洋洲	56%	30%	14%
非洲	44%	26%	31%

四、颈动脉支架成形术的相关技术

在此，简单介绍颈动脉支架成形术（CAS）的相关技术，其目的并非让医生通过这点滴内容学会 CAS，而是希望每一位外科医生了解并理解 CAS，从而为患者提供更加适合的治疗选择。在整个 CAS 过程中，一般要经过血管路径的建立、栓塞保护装置的使用、球囊成形和支架成形几个步骤。

1. 血管成形术的路径建立

（1）股动脉路径：大部分医生习惯于采用股动脉路径，穿刺后，选择 8F 动脉鞘搭配 8F 或 7F 的导引导管，也有的医生习惯于选择 6F 或 7F 的动脉长鞘，国内医生多采用前者，没有本质的区别，只是操作习惯不同，相比而言，后者更需要额外的导管辅助导引。股动脉路径时，最需要注意的是主动脉弓的形态和动脉硬化情况，不同的主动脉弓型带来不同的操作难度，在导引导管或动脉长鞘通过时，可能由于血管自身状况或操作不当而导致斑块脱落等不良事件。

（2）其他路径：也有的医生报道采用桡动脉或肱动脉路径。其中，桡动脉最大只能接受 6F 的动脉鞘，由于目前颈动脉支架相关产品大部分外径较粗，所以仅能通过少部分支架产品，而且在不同的弓型和不同的颈动脉，这个路径的到位难度是差异很大的。因此，虽然在技术上这样的尝试可行，但不适合作为常规的血管路径，而对于介入路径较差的患者，CEA 也许是更好的选择。

（3）未来发展：近年来，国外研究者发明了一种新型的支架系统——TCAR（图 4-15），这是直接经过颈动脉路径进行支架成形术的一套系统。首先，在颈总动脉部位进行皮肤切口，暴露颈总动脉后，预先留置缝合线，穿刺颈总动脉，并以 TCAR 动脉鞘置入；其次，穿刺股静脉，并利用 TCAR 的逆向抽吸滤过装置将颈总动脉和股静脉连接起来，形成从颈内、外动脉到股静脉的逆向血流；再次，进行颈动脉狭窄的相应成形治疗，包括支架成形和球囊成形，在此期间，逆向血流的抽吸有效降低栓塞的可能性；最后，手术结束，缝合颈总动脉和皮下、皮肤诸层。2014 年，完成了使用 TCAR 的前瞻性、多中心、单臂试验[21]，18 个中心共计纳入 208 例患者，其中 67 例为前导研究，141 例为队列研究。结果显示，5 例（3.5%）发生不良事件，2 例 30 天内死亡（1.4%），这个结果略优于 CREST 研究中的 CAS 结果，似乎展示出良好的前景，但也带来一些额外的并发症，如迷走神经损伤、动脉夹层、局部血肿等，所以还需要更大样本量的验证。

2. 栓塞保护装置的使用及常用器材介绍

早在颈动脉狭窄使用球囊扩张成形的时

代，医生们就在思索是否可以找到有效的措施，减少术中和术后栓塞的发生。1987年，法国的神经介入先驱 Jacques Théron 教授[22]就利用手工制作的非同轴球囊导管，通过临时阻断 ICA，预防栓子的脱落（图4-16）。30多年来，栓塞保护装置（embolic protection device，EPD）发展越来越完善，总体可以分为三大类：远端球囊保护装置、近端球囊保护装置和远端滤过装置。一项包含24项研究的 meta 分析显示，EPD 的使用可以降低41%的栓塞事件，目前，已经成为 CAS 治疗中必备的组成部分。

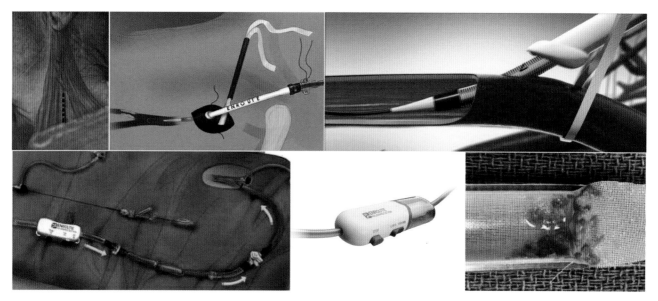

图 4-15　TCAR 治疗颈动脉狭窄的示意图

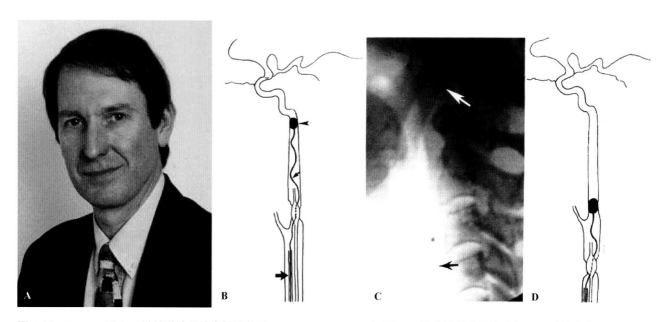

图 4-16　Jacques Théron 最早设计的球囊保护装置。**A.** Jacques Théron 教授；**B.** 导引导管（粗箭头）置于颈总动脉，通过导引导管将连接聚乙烯导管（细箭头）的不可解脱球囊（无尾箭头）引入颈内动脉，并充盈球囊阻断血流，在颈内动脉球囊成形过程中，聚乙烯导管位于动脉壁和血管成形球囊之间；**C.** 侧位造影显示不可解脱球囊（白箭头）完全阻断了前向血流，黑箭头指示血管成形球囊；**D.** 对于颈总动脉狭窄球囊成形手术，也可采用类似的技术

（1）远端球囊保护装置：从 1987 年 Théron 教授手工制作的球囊开始，后来发展为多种商业产品，如 PercuSurge Guardwire、Twin One 等（图 4-17），但始终没有进入中国市场。该装置一般先造成远端的阻断，狭窄处操作所产生的栓子或碎屑，从导管回抽出来或冲洗到颈外动脉。其优点在于栓塞保护的作用最强，但可能会造成远端血管壁的损伤，而且如果狭窄过重可能球囊无法通过，临时阻断也可能造成患者术中的缺血不耐受，所以还是有较大的局限性。

（2）近端球囊保护装置：是由 2 个球囊组成，远端球囊阻断颈外动脉（ECA），近端球囊阻断颈总动脉（CCA），从而形成颈内动脉（ICA）内没有顺向血流流动，在相应的球囊扩张和支架操作后，通过逆向抽吸将栓子抽出体外。最为代表性的是 Mo. Ma（图 4-18），还有 NPS，是将血流逆向抽出，过滤后进入股静脉，使用较少。这一类产品的保护作用也是比较理想的，但由于管径较粗、质地较硬，对于迂曲的主动脉弓会存在一定困难，而且也存在患者无法耐受的风险，术中无法造影或行路径图等操作也带来不便。另外，从我们单中心使用的经验来看，虽然 CCA 和 ECA

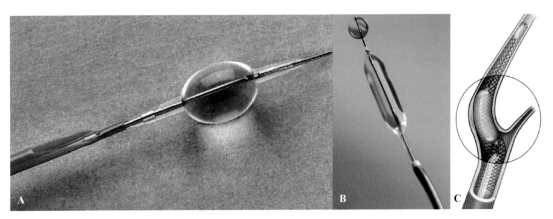

图 4-17 远端球囊保护装置。**A.** PercuSurge Guardwire；**B** 和 **C.** Twin One

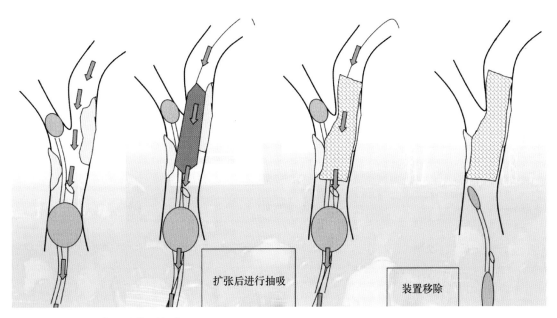

图 4-18 Mo. Ma 装置及使用方法

均进行了阻断，但来自甲状腺上动脉的血流同样会产生 ICA 内微弱的顺向血流，造成栓子逃逸。

（3）远端滤过装置：这是应用范围最广的一类栓塞保护装置，远端的滤过装置一般是由密布网眼的伞状结构组成，网眼的直径一般在 80 ～ 130 μm，血液中的有效成分可以通过，但较大直径的碎屑无法通过。手术时，先把滤过装置放置到狭窄段以远，这样就在狭窄的颈动脉与脑血管之间架设一个"保护伞"，CAS 手术过程中，可以在不阻断血流的前提下，安全进行手术。其优势在于保证顺向血流，而且对于大部分颈动脉狭窄都是可以适用的，但远端滤过装置难以完全避免栓子的脱落。目前有很多种远端滤过装置，我国也大多有所应用（图 4-19）。还有一种较为特殊的远端滤过装置——FiberNetEPS，其滤过装置不是细密的网眼，而是由数百个聚合物纤维（聚对苯二甲酸乙二酯成分）以三维的构型组成，可以捕获最小至 40 μm 的碎屑。由于其具有更小的输送外径和更好的滤过作用，所以推测可能具有更好的疗效和安全性，基于 FiberNetEPS 的 EPIC（FiberNet Embolic Protection System in Carotid Artery Stenting Trial）研究结果显示，其安全性与其他试验相

仿，技术成功率 97.5%，肉眼可见的栓子捕获比例高达 90.9%，但因为缺乏基于术后弥散加权成像（DWI）的相关研究，很难明确其潜在的优势。

3. 球囊成形技术

球囊成形的目的是通过一定的压力，将坚硬的斑块及部分动脉壁撕开，因此，一般要选择比目标血管直径略小的球囊，此时所需要的球囊并没有太大的特殊性，一般都是采用非顺应性球囊，也有一些特殊的产品，如切割球囊、药物涂层球囊等。球囊扩张成形技术根据其与支架置入的先后顺序，可以分为预扩张和后扩张，有一些说法认为，后扩张可能因为球囊和支架的双重作用导致更多的栓塞事件，但并没有得到验证，目前，医生们都是根据自己的习惯来选择预扩张或后扩张，但确实要注意后扩张有导致支架断裂的风险。

4. 支架成形技术及常用支架

（1）最初的颈动脉支架：在 CAS 刚刚使用支架之初，多采用球囊扩张式支架，但颈部的运动可能导致支架的变形或损坏，一项包括 70 例行 CAS 患者的早期研究发现，术后 6 个月时，高达 15.7% 的病例出现支架塌陷，因此

	Angioguard 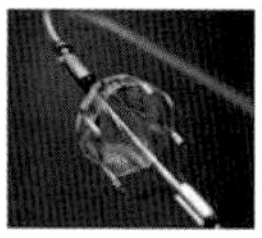	Filterwire 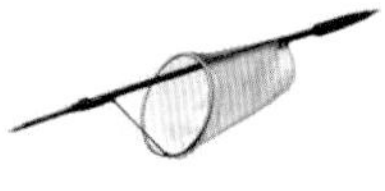	Accunet 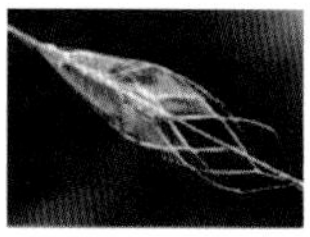	Emboshield 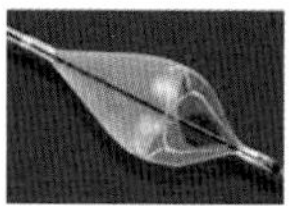	Spider 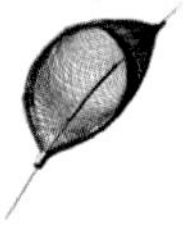
材质	镍钛骨架＋聚氨酯薄膜	镍钛骨架＋聚氨酯薄膜	镍钛骨架＋聚氨酯薄膜	镍钛骨架＋聚氨酯薄膜	镍钛编织网
孔径大小（μm）	100	110	115	120	70 ～ 200
直径大小（mm）	4、5、6、7、8	单一规格适合 3.5 ～ 5.5	4.5、5.5、6.5、7.5	3、4、5、6	3、4、5、6、7
特殊设计				顶端无孔区	金属网，形变
滤网位置	向心	偏心	向心	向心	偏心

图 4-19　常用的远端滤过装置参数一览表

普遍认为，球囊扩张式支架不适合用于颈部活动度大的区域。

（2）现在的颈动脉支架：目前，CAS 大多采用镍钛合金制作的自膨式支架，将支架放置在狭窄处，撤除支架外鞘管时，支架会以一定的慢性外向力（chronic outward force，COF）自行释放，并维持一定的径向支撑力（radial resistive force，RRF）保持支架的形态和位置不发生变化。目前可以应用于颈动脉狭窄的自膨式支架种类较多（图 4-20），可以根据不同的制作方法分为激光雕刻支架或编织支架，根据支架网眼的构型分为开环、闭环或杂交环支架。虽然有很多临床研究针对不同的支架设计进行过对比研究，但似乎每一种支架都有其长处和短板，很难明确哪一类支架可以获得更好的疗效和安全性。总体而言，普遍认为支架网眼需要更加细密，减少术中或术后的栓塞事件；支架要更加贴合血管壁，减少支架与血管壁之间的间隙，促进内膜正常修复，减少血栓事件；支架还需要减少过度的慢性外向力，减少对内膜和平滑肌的刺激，从而降低再狭窄率。

（3）发展中的新型颈动脉支架：目前在国内普遍使用的颈动脉支架基本都是在 20 世纪 90 年代完成研发的，也可以说是第一代颈动脉支架，虽然表现总体良好，但随着材料和工程科学的发展，新一代颈动脉支架已经开始在欧美国家崭露头角。新一代颈动脉支架包括 Gore 颈动脉支架、Casper、CGuard 等，都是双层支架或称之为密网支架，整体将支架的网眼直径从毫米级降低到微米级，其中，Gore 颈动脉支架是在镍钛合金支架的基础上，外面增加一层 500 μm 直径的 ePTFE 网格，在 SCAFFOLD 临床研究中，缺血性卒中发生率仅 0.8%；Casper 支架则是增加了第二层镍钛合金密网，使得网眼直径降低到 375 ～ 500 μm，在 CLEAR-ROAD 研究[23]中，术者在 42% 病例未采用栓塞保护装置的情况下，居然没有 1 例出现围术期卒中事件，让人很惊讶；另外一种 CGuard 支架，在原有的支架外层增加一层 PTFE 网格，直径只有 150 ～ 180 μm，在欧洲完成了多中心临床试验，术后 48 h DWI 新发病灶的概率仅有 37%，而且平均体积仅为 0.039 cm^3，较数年前的 ICSS 研究改善巨大。

		输送外径	材质	制作工艺	网眼特点	网眼大小（mm²）
Wallstent	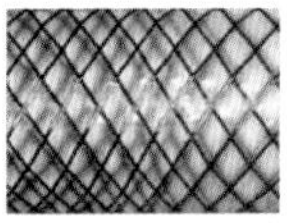	5.9F	钴铬铁镍钼合金	编织	闭环	1.08
		5.0F				
Precise	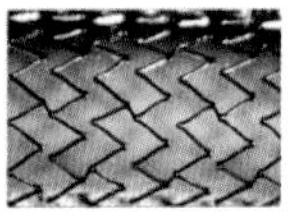	5.2F/6.2F	镍钛合金	激光雕刻	开环	5.89
Acculink	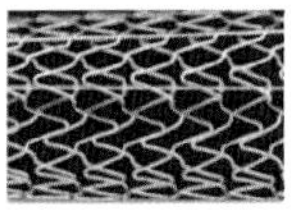	5.9F	镍钛合金	激光雕刻	开环	11.48
Xact	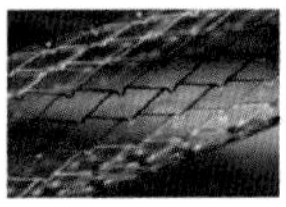	5.7F	镍钛合金	激光雕刻	杂交环	2.74
Protege	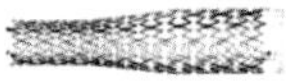	6.3F	镍钛合金	激光雕刻	开环	10.71

图 4-20 常用的颈动脉支架参数一览表

> **Tips:** 颈动脉支架的发展基本就是介入材料发展的历程，临床医生提出问题和设想，工程师们将材料科学和工程设计发展到极致，使得器械可以弥补医生的不足，或更大程度地发挥医生的能力，从而使患者更加安全，这就是临床创新，应该是更多中国医生努力的方向，而不仅仅是重复别人的工作。

五、CEA 与 CAS 的选择

颈动脉狭窄如何选择血运重建的方式，一直是学术界一个争论的话题。最初，CAS 将适应证指向 CEA 高危的患者，逐步过渡到日常的患者，从斑块的个体化分析，到多中心对照研究的差异，学者们一直希望找出适合不同患者的选择方法，但很难有一个让外科医生和介入医生共同信服的标准，因为所有的医疗操作均是由人完成的，势必存在医生之间的差异性。

1. 手术高危患者

所谓的手术高危并不是颈动脉狭窄导致卒中的高风险，而是 CEA 手术的高风险，由于 CEA 手术是一种预防性手术，当其自身的风险过高时，可能带来的获益就被抵消了，自然会考虑其他的治疗选择。

（1）早期 CEA 相关研究的手术高风险：早在 1965 年[24] 和 1970 年[25]（图 4-21），及至后来的 20 世纪 80 年代，就有一些 CEA 与药物对照的临床研究，希望证明 CEA 的优越性，但那时的 CEA 死亡和卒中率居然高达 40%，药物组却 1 例都没有出现，除了手术自身的理念和技术不成熟外，很重要的一点就在于错误地把所有颈动脉狭窄患者作为单一群体进行研究，而没有进行危险分层。

（2）CEA 验证时期的高风险：如前面提到的，CEA 在 20 世纪 90 年代后获得大量临床试验的验证，但很多都在排除标准中加入了当时所认为的"手术高危"患者，包括较差的全身状况和手术医生认为不适合的病例（表 4-4），这些成功可能也只是证明了手术"非高危"患

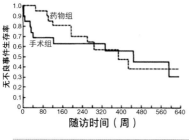

	手术组	药物组
总例数	20	21
死亡	3	0
卒中	5	0
TIA	1	0
出院人数	17	21

入组30天内死亡、卒中和TIA

	手术组	药物组
总例数	17	21
平均随访时间（年）	5.6	6.1
死亡	7	10
卒中	1	5
TIA	0	11

A 入组30天后死亡、卒中和TIA

	手术组	药物组
总例数	169	147
死亡	6	1
卒中	13	1
纳入随访人数	150	145

围术期死亡和卒中

	手术组	药物组
总例数	150	145
无症状	70（46.6%）	41（28.2%）
TIA	54	68
非致死性卒中	3	9
致死性卒中	3	9
其他原因导致死亡	20	18

平均随访42个月死亡、卒中和TIA

B 结论：手术的长期治疗效果优于药物治疗（*P*=0.001）

图 4-21 早期 CEA 临床研究的不良预后。**A.** 1965 年研究结果；**B.** 1970 年研究结果

表 4-4 CEA 临床研究中，高危患者的排除标准

	NASCET	ACAS	SAPPHIRE
年龄	≥ 80 岁	< 40 岁或 ≥ 80 岁	> 80 岁
解剖因素	• 狭窄度 < 30% • 同侧闭塞 • 串联病变 • 不适合 CEA	• 狭窄度 < 60% • 同侧闭塞 • 串联病变 • 不适合 CEA	• 对侧闭塞
病史	• 进展性卒中 • 既往同侧 CEA • 近期对侧 CEA • 既往脑血管意外伴严重功能障碍 • 1 个月内大手术 • 心房颤动 • 心脏瓣膜病 • 肾衰竭、肺衰竭、心衰竭、肝衰竭 • 不稳定型心绞痛 • 6 个月内心肌梗死	• 进展性卒中 • 既往同侧 CEA • 既往脑血管意外伴严重功能障碍 • 1 个月内大手术 • 心房颤动 • 心脏瓣膜病 • 肾衰竭、肺衰竭、心衰竭、肝衰竭 • 不稳定型心绞痛	• 48 h 内急性卒中 • 既往同侧 CEA • 近期对侧 CEA • 同期其他手术 • 心力衰竭 • 不稳定型心绞痛 • 4 周内心肌梗死 • 压力测试阳性 • 颈部放疗后 • 颅内病变 • 对侧喉神经麻痹

者行 CEA 更加有效和安全，而并非所有颈动脉狭窄患者。

（3）2000 年前后的手术高危因素：在那个时代，很多单中心病例研究通过危险因素的统计分析，发现很多因素可能与 CEA 术后并发症相关，包括全身性因素如高龄、女性、高血压和糖尿病病史、心肌梗死和心绞痛病史、收缩压难以控制超过 180 mmHg等，局部因素如狭窄程度、斑块溃疡、合并颅内动脉狭窄、对侧颈动脉狭窄或闭塞、侧支代偿不足、腔内血栓形成、左侧病变、二次手术等，虽然不能作为 CEA 的禁忌证，但的确引起外科医生们的关注，这个阶段的 CAS 恰是针对这些"手术高危"的患者进行初步尝试的。

（4）针对"手术高危"患者的临床研究：2004 年，《新英格兰医学杂志》发表了 SAPPHIRE 研究的结果，这是针对"手术高危"患者进行的 CEA 与 CAS 多中心随机对照研究，其定义的高危因素包括症状状态、狭窄程度、特定生理或解剖危险因素等。其中，生理高危因素包括年龄 > 80 岁、纽约心脏协会Ⅲ级充血性心力衰竭、左心室射血分数 < 30%、不稳定型心绞痛、30 天内心肌梗死、对侧颈内动脉闭塞、近期行冠状动脉旁路移植术（CABG）或瓣膜修复、血液透析；解剖高危因素包括对侧喉神经麻痹、再狭窄、颈部放疗史、过高或过低病变、颈部手术史。研究结果显示，CAS 不劣于 CEA，尤其在心肌梗死方面明显优于 CEA，这样的结果使得美国医疗保险和医疗补助服务中心（Centers for Medicare & Medicaid Services，CMS）直接沿用该标准作为 CAS 的治疗指征，也加速了北美 CAS 的发展。

（5）SAPPHIRE 后时代的"手术高危"：SAPPHIRE 研究后，一方面，大量属于该"高危"范围内的患者接受了 CAS 治疗，并获得较为理想的结果（表 4-5），虽然不良事件在 4% 以上，但毕竟这个范围内的患者，CEA 的风险要高得多；但另一方面，很多外科医生并不愿意接受如此"广泛的"所谓"手术高危"，进行了很多单中心或多中心的验证，支持与反对的声音同时存在，有的研究甚至认为 SAPPHIRE 没有包括一些更危险的因素，而另一些研究则认为很多因素根本不是手术高危，如放疗、二次手术、高龄等，甚至在之后的多个对照研究中，发现高龄患者的 CEA 较 CAS 更加安全。

表 4-5　针对手术高危颈动脉狭窄的 CAS 临床研究

研究	样本量	30 天不良事件发生率	1 年不良事件发生率
SAPPHIRE（2004）	159	4.4% SDM	12%
ARCHeR（2006）	581	8.3% SDM	1.3% 同侧卒中（30 天至 1 年）
CAPTURE（2007）	3500	6.3% SDM	—
CABERNET（2008）	454	4.0% SDM	11.6% SDM
BEACH（2008）	480	5.4% SDM	8.9%
MAVErIC Ⅰ（2010）	98	—	8.9%
MAVErIC Ⅱ（2010）	375	—	6.1%
Meyer *et al.*（2010）	101	4.6% SDM，8.3% 院内事件	—
CABANA（2014）	1097	4.6% SDM	—

SDM，卒中、死亡、心肌梗死的复合并发症

（6）CEA 与 CAS 对照研究的提示：2000 年后，大量的多中心随机对照试验针对 CEA 与 CAS 的优劣进行研究，但正如同之前的单中心研究一样，虽然得出明确的结论，却难以说服所有的医生。总体来看，CEA 优于 CAS，尤其在卒中和死亡这两个终点表现得最为明显（表 4-6）；具体到不同的人群，有一些差异，比如年龄，70 岁以上高龄更适合 CEA，70 岁以下人群两者无差异；女性、梗死后早期、左侧病变都是 CEA 占优，但如果术前收缩压升高，则是 CAS 更优。需要注意的是，每一个临床试验所认为的高危因素或排除标准是不一样的（表 4-7），所以很难在"手术高危"患者的选择方面获得确切的答案。

表 4-6　目前有关 CEA 或 CAS 选择的较为公认的观点

因素	更适合的选择
基线特征	
年龄＞ 70 岁	CEA
2 周内症状性患者	CEA
迂曲或严重钙化病变	CEA
对侧颈动脉闭塞	CAS
CEA 后再狭窄	CAS
既往颈部手术或放疗病史	CAS
喉神经麻痹	CAS
围术期风险	
心肌梗死	CAS
脑神经损伤	CAS
卒中	CEA
死亡	CEA
长期预后	
心肌梗死	无差异
卒中	无差异
死亡	无差异

倾向于 CEA

倾向于 CAS

表 4-7 相关临床研究中手术高危的定义

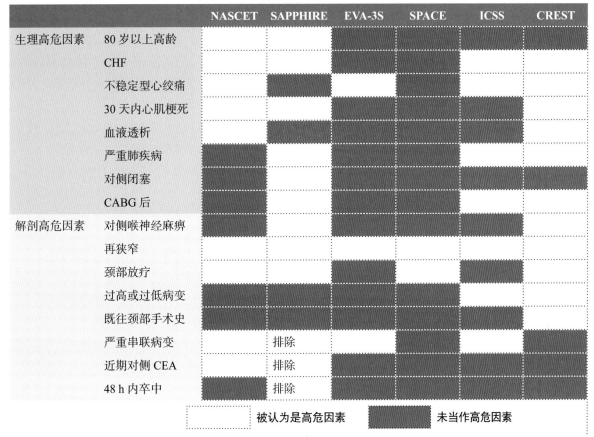

		NASCET	SAPPHIRE	EVA-3S	SPACE	ICSS	CREST
生理高危因素	80 岁以上高龄						
	CHF						
	不稳定型心绞痛						
	30 天内心肌梗死						
	血液透析						
	严重肺疾病						
	对侧闭塞						
	CABG 后						
解剖高危因素	对侧喉神经麻痹						
	再狭窄						
	颈部放疗						
	过高或过低病变						
	既往颈部手术史						
	严重串联病变		排除				
	近期对侧 CEA		排除				
	48 h 内卒中		排除				

被认为是高危因素　　未当作高危因素

CHF，充血性心力衰竭；CABG，冠状动脉旁路移植术；CEA，颈动脉内膜切除术

（7）从 CEA"手术高危"很难确定 CEA 或 CAS 的选择：如前所述，虽然有大量的单中心或多中心研究、单臂或对照研究，但依然难以得出有效的结论，CEA 或 CAS 应当如何进行选择，只能给我们一些可能的危险因素提示，但我们经常会面对不同的因素存在于一个患者身上，造成矛盾的证据支持，比如 72 岁高龄老人，支持 CEA，是二次手术，支持 CAS，我们该做何选择？在这个背景下，很多医生希望通过数学模型的构建完成这样的判断，但很可惜，至今尚无一个数学模型可以准确预测两种治疗方式的风险，Volkers 等研究者[26]在近期验证了文献中报道过的 46 个数学模型，均以失败告终。也许，从手术高危的角度来决定治疗选择是错误的思路，毕竟相关的因素太多了。

2. 影像辅助决策

虽然从患者临床特征来完全界定"手术高危"是较为困难的，但新型的影像也许能对每个病例进行"个体化"的评估，或许对治疗决策有所帮助。

（1）颈动脉解剖走行的影响：前面提到过颈动脉狭窄的位置，过高的病变也许会增加舌下神经损伤的概率，过低的病变则可能会影响手术的显露，这属于很多指南所提及的"不适合的颈部状况"，但每位医生对此都有自己的看法，缺乏一定之规。另外，我们知道左侧的 CEA 相对 CAS 而言更加安全，因为左侧颈总动脉的发出角度较右侧更加迂曲，导管与动脉壁之间的相互作用更多，会增加栓塞的概率，但即便是选择 CEA，同样左侧手术的并发症更高，可能与大多数外科医生是右利手，或左侧的不良事件更容易被临床观察到有关。而对于 CAS 而言，诸如困难的主动脉弓型、血管起源异常、近端迂曲以及隐匿性串联病变等都会增加其风险，这些因素会随着年龄增长而加重，从而构成CAS的路径风险。

（2）颈动脉狭窄与易损斑块：颈动脉斑块的结构并非均质的，也不是一成不变的，易损斑块从其字面来看，就是容易损伤或破坏的斑块，在21世纪初为心血管专家所熟知，提示其造成缺血事件的高风险。易损斑块也已经越来越多地应用于颈动脉狭窄及其治疗方面，并可能成为治疗决策的一个重要依据。从组织病理学的角度来看，颈动脉疾病的卒中危害可能被低估了，因为即便是轻度狭窄甚至是非狭窄性动脉硬化，也可能由于颈动脉球部的重塑和几何构型的改变而造成大量的脂质和坏死碎片，同时，斑块内出血（IPH）、富含脂质的坏死核心、薄纤维帽、纤维帽破裂或斑块炎症等都是在颈动脉狭窄中常见的易损特性，众多临床研究提示，颈动脉斑块破裂和（或）血栓形成是大多数缺血性卒中的可能原因，而非管腔狭窄引起的血流受限。

（3）易损斑块与CAS的风险：由于斑块的易损特点，颈动脉血运重建时，尤其是CAS容易造成斑块的破裂级碎屑的逃逸。1998年，日本学者[27]利用切除下来的颈动脉斑块，用膨化聚四氟乙烯移植物包埋后，在体外模拟CAS的操作，发现所有的标本均产生大小和数量不同的栓塞颗粒，超声显示不均质的斑块最为明显。2002年，意大利学者[28]完成了多中心的ICAROS研究，采用超声灰度值（gray scale median，GSM）对颈动脉斑块进行了术前评价，结果显示，GSM ≤ 25的病例7.1%发生卒中，而GSM > 25的病例卒中发生率仅1.5%，提示颈动脉斑块的回声是可以预测CAS高危的因素。近十年来，随着MRI技术的进步，很多医生借助MRI的不同序列和扫描方法，对颈动脉狭窄的易损性进行评价，尤其是日本医生完成了很多研究，均提示易损斑块或IPH，是CAS卒中或术后新发梗死灶的高危因素。2017年的一项meta分析[29]总结了9项临床研究，结果显示，存在IPH的颈动脉斑块，在接受CAS后30天内，包括卒中、死亡或心肌梗死的综合不良事件发生率为8.1%，但没有IPH者仅为2.1%；IPH斑块术后DWI梗死的发生率为49.7%，没有IPH的斑块为33.6%。

（4）易损斑块与CEA或CAS的治疗决策：既然CAS治疗易损斑块存在较高风险，也许这部分病例恰是CEA的优势所在。2013年，日本学者[30]设计了一个很巧妙的两期临床研究，第一期不做斑块稳定性评价，95例大多采用CAS，围术期缺血性卒中发生率7.5%；但在第二期，则应用斑块的TOF-MRA高信号作为易损性标志，稳定斑块行CAS，易损斑块则转为CEA手术，围术期缺血性卒中发生率降低到0.9%。虽然这只是一个单中心的临床研究，但的确给我们很大的提示，斑块的易损性也许是未来治疗决策的关键因素，无论是CEA与CAS之间的选择，抑或是药物与CEA或CAS的选择。

3. 医生的自身能力选择

虽然有很多客观的因素影响CEA或CAS的预后，但最关键的还在于人，毕竟是医生完成实际的手术操作。研究表明[31]，CAS的手术容量是决定预后的独立预测因子，而非这个医生的所属专业和培训背景；CEA存在同样的问题[32]，术后并发症，尤其是术后死亡率与医生的手术容量密切相关。在"十二五"期间，我们会同国内39家医学中心完成了基于中国人群的CEA和CAS多中心队列研究[33]，结果显示，CEA预后存在显著的手术容量差异，并发症在每年50例以上的中心为4.1%，但在不足50例的中心高达9.0%；但这种差异在CAS并不明显，50例以上或以下的中心分别为3.9%和5.4%，并不存在统计学差异，可见，虽然作为手术操作，CEA和CAS都有经验积累问题，但CAS的技术门槛可能更低一些，而CEA的培训更为重要。

Tips: 作为兼顾 CEA 和 CAS 的医生，十余年来，我被问了无数次一个难以回答的问题——"CEA 与 CAS 哪一个更好"，不仅来自于患者，同样来自于医生同行；也听到过很多医生的演讲——"CEA 或 CAS 哪一个更好"，无论是来自擅长 CEA 的外科医生，还是精于 CAS 的介入医生。时至今日，我们都不可能一句话回答这个问题，因为每个患者是不同的，每个病变也是不同的，最好的不是哪一种手术方法，而是如何看待患者和疾病，作为医生，我们要学会把颈动脉狭窄放到全身中去综合考量，还要学会将颈动脉狭窄放到显微镜里去评估细节，只有从宏观和微观的不同角度进行选择才是最好的。当然，医生自身的态度可能是更为重要的，我们经常会看到很多医生在微信群中秀出的病例，或合并严重合并症，依然冒险完成 CEA 手术；或位置很高，仍然选择大创面开刀来进行 CEA；或面对严重迂曲的路径，还是更换各种入路坚持完成 CAS。作为医生，拥有自信是值得肯定的，拥有技术也是值得学习的，但治病并非炫技或自己技术的执着坚持，而是应该站在患者的角度，更加开放地看待各种学科和技术。无论目前多么支持 CEA 或 CAS，但对于颈动脉狭窄，我相信最终治疗一定是药物，通过新的研究方向获得新的治疗靶点，药物治疗才是最终的治疗方法，因为只有药物治疗才是成本-获益的最佳选择（Maximal medical management may be the best cost-to-benefit option）。

参考文献

[1] Dotter CT，Judkins MP. Transluminal treatment of arteriosclerotic obstruction. Description of a new technique and a preliminary report of its application. Circulation，1964，30：654-370.

[2] Kerber CW，Cromwell LD，Loehden OL. Catheter dilatation of proximal carotid stenosis during distal bifurcation endarterectomy. AJNR（Am J Neuroradiol），1980，1（4）：348-349.

[3] Noiphithak R，Liengudom A. Recent update on carotid endarterectomy versus carotid artery stenting. Cerebrovasc Dis，2017，43（1-2）：68-75.

[4] Endovascular versus surgical treatment in patients with carotid stenosis in the Carotid and Vertebral Artery Transluminal Angioplasty Study（CAVATAS）：a randomised trial. Lancet，2001，357（9270）：1729-1737.

[5] Yadav JS，Wholey MH，Kuntz RE，et al. Stenting and angioplasty with protection in patients at high risk for endarterectomy investigators. Protected carotid-artery stenting versus endarterectomy in high-risk patients. N Engl J Med，2004，351（15）：1493-1501.

[6] SPACE Collaborative Group，Ringleb PA，Allenberg J，et al. 30 day results from the SPACE trial of stent-protected angioplasty versus carotid endarterectomy in symptomatic patients：a randomised non-inferiority trial. Lancet，2006，368（9543）：1239-1247.

[7] EVA-3S investigators，Mas JL，Trinquart L，et al. Endarterectomy versus angioplasty in patients with symptomatic severe carotid stenosis（EVA-3S）trial：results up to 4 years from a randomised，multicentre trial. Lancet Neurol，2008，7（10）：885-892.

[8] International Carotid Stenting Study investigators，Ederle J，Dobson J，et al. Carotid artery stenting compared with endarterectomy in patients with symptomatic carotid stenosis（International Carotid Stenting Study）：an interim analysis of a randomised controlled trial［published correction appears in Lancet，2010，376（9735）：90.］. Lancet，2010，375（9719）：985-997.

[9] CREST Investigators，Brott TG，Hobson RW 2nd，et al. Stenting versus endarterectomy for treatment of carotid-artery stenosis. N Engl J Med，2010，363（1）：11-23.

[10] Naylor AR，Ricco JB，de Borst GJ，et al. Editor's choice-management of atherosclerotic carotid and vertebral artery disease：2017 clinical practice guidelines of the European Society for Vascular Surgery（ESVS）. Eur J Vasc Endovasc

Surg, 2018, 55 (1): 3-81.

[11] Heart and Stroke Foundation Canadian Stroke Best Practice Committees, Wein T, Lindsay MP, et al. Canadian stroke best practice recommendations: secondary prevention of stroke, sixth edition practice guidelines, update 2017. Int J Stroke, 2018, 13 (4): 420-443.

[12] Italian Society for Vascular and Endovascular Surgery, Setacci C, Argenteri A, et al. Guidelines on the diagnosis and treatment of extracranial carotid artery stenosis from the Italian Society for Vascular and Endovascular Surgery. J Cardiovasc Surg (Torino), 2014, 55 (1): 119-131.

[13] Meschia JF, Bushnell C, Boden-Albala B, et al; American Heart Association Stroke Council; Council on Cardiovascular and Stroke Nursing; Council on Clinical Cardiology; Council on Functional Genomics and Translational Biology; Council on Hypertension. Guidelines for the primary prevention of stroke: a statement for healthcare professionals from the American Heart Association/American Stroke Association. Stroke, 2014, 45 (12): 3754-3832.

[14] Hong KS, Bang OY, Kim JS, et al. Stroke statistics in Korea: Part II stroke awareness and acute stroke care: a report from the Korean Stroke Society and Clinical Research Center For Stroke. J Stroke, 2013, 15 (2): 67-77.

[15] Lichtman JH, Jones MR, Leifheit EC, et al. Carotid endarterectomy and carotid artery stenting in the US medicare population, 1999—2014. JAMA, 2017, 318 (11): 1035-1046.

[16] Kallmayer MA, Tsantilas P, Knappich C, et al. Patient characteristics and outcomes of carotid endarterectomy and carotid artery stenting: analysis of the German mandatory national quality assurance registry-2003 to 2014. J Cardiovasc Surg (Torino), 2015, 56 (6): 827-836.

[17] Salomon du Mont L, Olteanu S, Steinmetz E, et al. Evolution of practices in carotid surgery: observational study in France from 2006 to 2015. Ann Vasc Surg, 2017, 45: 49-55.

[18] Wise J. Access to stroke prevention surgery varies widely in UK. BMJ, 2011, 342: d3882.

[19] Cho SS, Joh JH, Ahn HJ, et al. National trends in carotid endarterectomy and stenting in Korea from 2004 to 2013. Exp Ther Med, 2016, 12 (4):

2639-2643.

[20] Klein A, Solomon CG, Hamel MB. Clinical decisions. Management of carotid stenosis--polling results. N Engl J Med, 2008, 358 (20): e23.

[21] Malas MB, Leal J, Kashyap V, et al. Technical aspects of transcarotid artery revascularization using the ENROUTE transcarotid neuroprotection and stent system. J Vasc Surg, 2017, 65 (3): 916-920.

[22] Théron J, Raymond J, Casasco A, et al. Percutaneous angioplasty of atherosclerotic and postsurgical stenosis of carotid arteries. AJNR (Am J Neuroradiol), 1987, 8 (3): 495-500.

[23] Bosiers M, Deloose K, Torsello G, et al. The CLEAR-ROAD study: evaluation of a new dual layer micromesh stent system for the carotid artery. EuroIntervention, 2016, 12 (5): e671-e676.

[24] Fields WS, North RR, Hass WK, et al. Joint study of extracranial arterial occlusion as a cause of stroke. I. Organization of study and survey of patient population. JAMA, 1968, 203 (11): 955-960.

[25] Fields WS, Maslenikov V, Meyer JS, et al. Joint study of extracranial arterial occlusion. V. Progress report of prognosis following surgery or nonsurgical treatment for transient cerebral ischemic attacks and cervical carotid artery lesions. JAMA, 1970, 211 (12): 1993-2003.

[26] Volkers EJ, Algra A, Kappelle LJ, et al. Prediction models for clinical outcome after a carotid revascularisation procedure: a systematic review. Eur Stroke J, 2018, 3 (1): 57-65.

[27] Ohki T, Roubin GS, Veith FJ, et al. Efficacy of a filter device in the prevention of embolic events during carotid angioplasty and stenting: an ex vivo analysis. J Vasc Surg, 1999, 30 (6): 1034-1044.

[28] Biasi GM, Froio A, Diethrich EB, et al. Carotid plaque echolucency increases the risk of stroke in carotid stenting: the Imaging in Carotid Angioplasty and Risk of Stroke (ICAROS) study. Circulation, 2004, 110: 756-762.

[29] Brinjikji W, Lehman VT, Huston J 3rd, et al. The association between carotid intraplaque hemorrhage and outcomes of carotid stenting: a systematic review and meta-analysis. J Neurointerv Surg, 2017, 9 (9): 837-842.

［30］Yoshimura S，Yamada K，Kawasaki M，et al. Selection of carotid artery stenting or endarterectomy based on magnetic resonance plaque imaging reduced periprocedural adverse events. J Stroke Cerebrovasc Dis，2013，22（7）：1082-1087.

［31］Sgroi MD，Darby GC，Kabutey NK，et al. Experience matters more than specialty for carotid stenting outcomes. J Vasc Surg，2015，61（4）：933-938.

［32］Nazarian SM，Yenokyan G，Thompson RE，et al. Statistical modeling of the volume-outcome effect for carotid endarterectomy for 10 years of a statewide database. J Vasc Surg，2008，48（2）：343-350.

［33］RECAS Trial Investigators，Yang B，Ma Y，et al. Carotid endarterectomy and stenting in a Chinese population：safety outcome of the Revascularization of Extracranial Carotid Artery Stenosis Trial. Transl Stroke Res，2021，12（2）：239-247.

第五章

椎动脉狭窄相关的血运重建手术

与颈动脉狭窄相比，椎动脉狭窄或闭塞并没有得到足够的关注和研究，其治疗策略也是饱受争议的。从 50 多年前椎动脉起始部位的外科手术重建，到椎动脉入颅段或颅内段的内膜切除手术或搭桥手术，直至近年来日趋成熟的介入干预手段，虽然经过无数医生的尝试，但都没有获得所谓的临床证据支持，在此背景下，也许安全性是椎动脉血运重建手术的首要需求。因此，在本文中，我们仅针对椎动脉起始段的狭窄或闭塞，以外科重建手术为主进行阐述。

一、椎动脉起始段的基本解剖特点

椎动脉的整个走行，一般人为地分为四段或五段，大多数人的习惯是四分法（图 5-1）。V1 段是椎动脉从锁骨下动脉发出后，直至进入颈椎横突孔之前的一段；V2 段是走行在 C6 到 C2 横突孔内的一段；V3 段是从 C2 横突孔到穿入硬膜的一段；V4 段是进入硬膜后一直到汇合为基底动脉的一段，其中，在椎动脉的末端，也有学者将其命名为 V5 段。针对本章的内容，我们简单介绍一下椎动脉颅外段的相关解剖特点。

椎动脉的前 3 段为颅外段，其中，V1 段大多起自锁骨下动脉，少见的情况可能存在异位起源，据报道约有 6% 左右[1] 可能发自主动脉弓、甲状颈干、颈总动脉、颈外动脉等部位。椎动脉在锁骨下动脉的发出点[1] 多位于头端（47%）或后部（44%），较少见于前部（3%）或尾端（6%）（图 5-2），这些少见的起源部位可能会给外科或介入治疗带来一些额外的困难。

椎动脉发出后，在脂肪组织中上行，在距离 C7 椎体 5 ~ 10 mm 处，向后上倾斜走行，当进入 C6 的横突孔时，进入到前斜角肌和颈长肌的 V 形连接处，而前斜角肌、颈长肌和锁骨下动脉也构成了所谓的"椎动脉三角"。在正常情况下，椎动脉进入 C6 横突孔，但约有 10% 的椎动脉，可能进入 C7、C5、C4 甚至 C3 和 C2 的横突孔。

整个 V1 段仅有 52.9% 呈现直线走行，47.1% 表现为各种各样的迂曲走行[1]，多表现在椎动脉发出后的 1 cm 内，有文献认为与年龄和动脉硬化相关，也有学者认为这种迂曲可能具有保护机制，可以防止颈部旋转运动时对椎动脉造成的牵拉损伤。在 V1 段的走行过程中，通常伴有 2 条静脉，即椎前和椎后静脉，多表现为静脉丛，其中，椎前静脉是鉴别椎动脉和锁骨下动脉其他分支的良好解剖标志。在 V1 段的行程中，存在很多重要结构的交叉走行，包括甲状腺下动脉、胸导

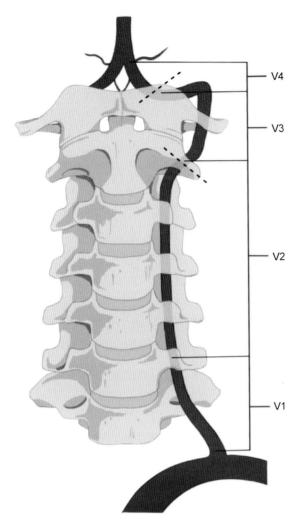

图 5-1　椎动脉的分段方法

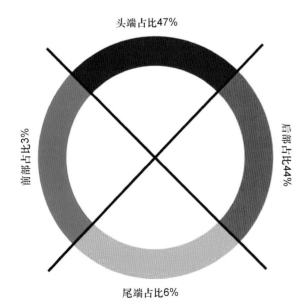

图 5-2　椎动脉起源的不同部位及发生率

管和交感神经链。甲状腺下动脉在其上部向前穿过 V1 段；左侧的胸导管从纵隔向后，出胸廓上口达颈根部，呈弓形穿过 V1 段，最终向左前下方注入左静脉角，右侧也存在较小的淋巴管；V1 段与交感神经链也存在密切关系，大多数情况下，颈下神经节与第一胸交感神经节融合，构成椎动脉内侧或前内侧边界的星状神经节，这些毗邻的结构都是在外科手术时要避免损伤的重要结构（图 5-3）。

椎动脉颅外段不仅在走行上，在直径大小方面也存在较多的变异，单侧椎动脉细小甚至不发育是较为常见的情况。有研究统计[2]，左侧椎动脉直径 3.79 mm±0.80 mm，右侧椎动脉直径 3.06 mm±1.25 mm，右侧优势型仅占 9%。有很多研究将单侧椎动脉直径＜ 2 mm 定义为发育不良，其发生率为 1.9% ～ 26.5%，而单侧直径不足 3 mm 的"发育不良"则高达 31.3%。可见，椎动脉颅外段的直径变异是较多存在的，不要将其都看作后天的病变所致。

椎动脉颅外段的主要分支包括脊髓前动脉、脊髓后动脉、脑膜支和肌支，供应脊髓、枕后部的硬膜和肌肉血供，但在 V1 段没有分支，同样是分辨其与其他锁骨下动脉分支的解剖依据之一。

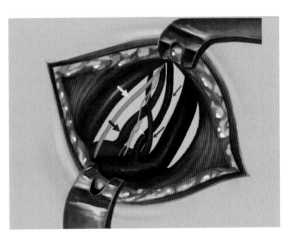

图 5-3　椎动脉起始部的走行及毗邻解剖关系。红色粗箭头，椎动脉；红色细箭头，甲状腺下动脉；蓝色箭头，椎前静脉；黄色粗箭头，交感神经链；黄色细箭头，星状神经节

Tips: 椎动脉起始段的解剖和毗邻结构，其实还是比较简单的，只不过对于神经外科医生而言，相对陌生一些，但解剖标志、重要结构基本都是具有清晰位置的，非常容易掌握。需要特别注意的就是变异，一方面，椎动脉的有或无、粗或细，以及不同的起源位置，都是经常见到的，作为外科医生，应该能够确定分辨这些变异与疾病的差异，否则盲目的手术可能带来额外的伤害；另一方面，锁骨下动脉、胸导管等相关结构也可能存在较大的变异，术前应该通过细致的影像学检查明确解剖毗邻和位置。

二、椎动脉起始段狭窄或闭塞的临床特点

椎动脉起始段的狭窄或闭塞并不少见，多为动脉粥样硬化所致。与颈动脉狭窄相比较（表 5-1），椎动脉粥样硬化斑块通常从锁骨下动脉近端延续到椎动脉起源后的 1～2 cm，斑块负荷相对较小，呈向心型或集中于近心端的偏心型，少见不稳定斑块，纤维成分含量较高，只是这些结论多是基于西方人群的研究结论，东方人群的研究非常少。椎动脉狭窄的患病率有过一些研究（表 5-2），但因为各自选择的人群不同、检查不同，所以得出不同的结论，但在颅外段动脉中，似乎一致认为颈动脉狭窄发生率高于椎动脉狭窄[3-7]。

表 5-1　椎动脉狭窄与颈动脉狭窄、颅内动脉狭窄的差异性

	椎动脉狭窄	颈动脉狭窄	颅内动脉狭窄
尸检研究的发生率（%）	14%～39%	32%～72%	31.4%～44.8%
造影研究的发生率（%）	18.4%～40.7%	33.8%～67.9%	27.2%～44.5%
斑块负荷	低	高	低
纤维成分密度	高	低	高
斑块溃疡	少见	多见	少见
狭窄空间构型	向心型	偏心型	向心型

表 5-2　椎动脉狭窄与颈动脉狭窄、颅内动脉狭窄在不同人群中发生率的差异

作者（年代）	国家	研究设计	样本量	检查	VAO 狭窄发生率	ICA 狭窄发生率	VA 远端狭窄发生率
Hass（1968）	美国	横断面	4748	DSA	22.4%～27.8%	42.3%～42.6%	7.0%～7.7%
Chen（1998）	中国香港	横断面	153	超声	6%	11%	
Wityk（1998）	美国	前瞻队列	407		20%		
Suh（2003）	韩国	回顾	268（总 1436）	DSA	16%（非总体）	30%（非总体）	
Kim（2005）	韩国	横断面	935	CE-MRA	7%	3%	1.7%

VAO，椎动脉起始部；ICA，颈内动脉；VA，椎动脉；DSA，数字减影血管造影；CE-MRA，对比增强磁共振血管成像

椎动脉起始段狭窄可能导致后循环的短暂性脑缺血发作（TIA）或卒中，最常表现为头晕，但很少是唯一的神经症状，多伴有其他更明确的脑干缺血症状。很多研究证实了椎动脉狭窄与后循环缺血事件的关联性，新英格兰医学中心后循环注册研究[8]显示，椎动脉起始段狭窄导致后循环卒中的比例达到 7.9%，而迈阿密卒中登记研究[9]的比例是 5.2%；但在后循环卒中的患者中，发现有更高的比例合并椎动脉起始段的狭窄，迈阿密卒中登记研究中为 13.1%，而在牛津血管研究[10]中则高达26.2%。椎动脉狭窄或闭塞导致后循环缺血的原因，一般认为与血流动力学障碍关系不大，因为大部分人具有双侧椎动脉，并汇合为基底动脉；另外，颈部具有非常丰富的侧支代偿，包括颈外动脉、肋颈干和甲状颈干等动脉的分支，均有可能在椎动脉狭窄或闭塞时提供相应

的代偿，在新英格兰医学中心后循环注册研究[8]的 407 例患者中，仅有 13 例具有血流动力学相关的 TIA 发作，其中 12 例有双侧椎动脉重度狭窄或闭塞。因此，一般认为，椎动脉起始段狭窄导致卒中的主要原因在于栓塞，这其中包括狭窄时小栓子脱落导致的小卒中，也包括从动脉狭窄发展为闭塞时的急性血栓形成并脱落，这种混合血栓导致的严重栓塞，可能会造成急性"基底动脉尖综合征"，危及生命。

而对于椎动脉颅外段的完全闭塞，相应研究比较少，因为前面所述的丰富代偿，一般认为卒中风险较小，但在个别的人群中，可能会导致反复的 TIA 发作，卒中的发生率可能并不高。也有的学者认为[11]，双侧椎动脉完全闭塞可能由于肌支代偿的缘故，在局部形成血流涡流，从而造成小栓子脱落的所谓"椎动脉残端综合征"。

Tips: 椎动脉狭窄或闭塞也并非均由动脉粥样硬化所致，还有很重要的一个原因是夹层，但好发部位一般在 V2 ~ V3 段，尤其在入颅段，因为颈部不恰当运动或颅颈交界区的异常而发病，但在起始段，更多见动脉粥样硬化性疾病。对于该部位的动脉粥样硬化，突出特点就是纤维成分很多，脂质成分少，很少见斑块内出血等易损性斑块的特征，同时，纤维帽一般比较厚。所以，一方面，无论是自然病程，还是手术或介入治疗过程中，斑块栓塞的概率都是比较低的，但局部血栓形成伴栓塞还是相对多见的；另一方面，大部分斑块集中在椎动脉的近心端一侧，与锁骨下动脉的斑块相延续，这在手术和介入治疗时，需要特殊的考虑。

三、椎动脉起始段狭窄或闭塞的外科手术

正如颈动脉狭窄的外科治疗一样，椎动脉颅外段狭窄最早也是经历了复杂的外科手术治疗历程。1957 年，美国外科医生 Cate 和 Scott[12] 完成了第一例经胸锁骨下动脉闭塞的手术重建，同时将椎动脉手术再通；1958 年，美国心外科医生 Crawford 和 De Bakey[13] 报道了第一例经胸锁骨下动脉切

开的椎动脉内膜切除术；1958 年，还是著名的 DeBakey 医生[14]，他的团队报道了主动脉弓上搭桥手术治疗锁骨下动脉和椎动脉闭塞；1964 年，Parrot[15] 报告了第一例锁骨下动脉到颈总动脉的转位手术；同年，Imparato 等[16] 开始尝试椎动脉内膜切除并补片成形术的尝试；1969 年，Ehrenfeld、Chapman 和 Wylie 等[17] 报道了椎动脉-颈总动脉的转位手术。在此，我们将几个常见的手术方式介绍一下。

Tips：椎动脉血运重建的历程

　　1957 年 6 月，美国田纳西州 Vanderbilt 大学医学院收治了一位 49 岁的男性患者，该患者主要的病史是左上肢麻木和感觉发凉，也曾有过眩晕和走路不稳，检查发现双上肢收缩压差高达 70 mmHg，造影证实左侧锁骨下动脉闭塞、右侧椎动脉起始段狭窄，但左侧椎动脉起始段其实并没有明确显示狭窄或闭塞。因为患者反复发作，外科医生 Cate 和 Scott[12] 在同年 9 月 7 日为该患者进行了一个前所未有的手术，他们通过开胸，显露出主动脉弓和左侧锁骨下动脉，切开左侧锁骨下动脉约 2 cm，去除斑块后，将左侧椎动脉同时切开 0.5 cm，将其斑块一并去除后缝合血管，这是第一例锁骨下动脉的手术重建，虽然也一并解决了椎动脉的问题，但从该文章的示意图来看，似乎对椎动脉干预并不多，而且也缺乏确切的椎动脉狭窄或闭塞的诊断。

　　1 年后，也就是 1958 年 6 月 19 日，还是最为著名的 DeBakey 医生团队[13]，完成了第 1 例诊断明确的椎动脉狭窄血运重建手术，选择锁骨上切口，但还是通过开胸来增加椎动脉近端的显露，然后将锁骨下动脉靠近椎动脉开口的部位横行切开，以外翻手术的方式切除椎动脉斑块，这是人类历史上第一例明确的椎动脉血运重建手术，同样来自于那个发明了 CEA 手术方式的 DeBakey 教授。

　　半个多世纪以来，椎动脉的血运重建手术可谓是五花八门，大多诞生于 20 世纪 50 ~ 60 年代，但始终报道不多，开始阶段多见于心外科，近二十年在神经外科受到一定的重视，但都没有达到 CEA 手术的高度，一方面没有得到普遍的认可，另一方面也缺乏大范围的技术推广，究其原因，可能还在于椎动脉狭窄与颈动脉狭窄相比更为"良性"，较好的代偿似乎能够降低卒中的风险，而且，这些不同的外科手术方式较之 CEA 手术而言，还是繁复和困难一些。

1. 椎动脉内膜切除手术

　　患者采用仰卧体位（图 5-4），可以向对侧稍微侧头，建议采用双通道经颅多普勒（TCD）监测同侧大脑中动脉和大脑后动脉。选择锁骨上拐杖形切口，横行切口位于锁骨上 1 ~ 2 cm，并与之平行，以胸锁乳突肌为中心，长度约 3 cm，纵行切口选择胸锁乳突肌内侧，长度约 2 cm。切开皮肤后，电切颈阔肌，并与皮瓣一起翻向后外侧，沿胸锁乳突肌的胸骨头和锁骨头之间向深面分离，完全局限在该间隙内进行分离即可，没必要切断肌肉，否则会导致术后疼痛且影响美容。在此可以辨认出颈总动脉和颈内静脉，并注意保护颈总动脉表面的迷走神经，将颈内静脉向外侧牵拉，颈总动脉向内侧牵拉，牵拉颈总动脉时要注意 TCD 监测结果，如果影响同侧大脑中动脉供血，应避免直接牵拉，或间断牵拉和放松，以避免前循环缺血；在此间隙内进行分离，通过颈内静脉深处的脂肪组织，可以识别锁骨下动脉及其分支，此时必须小心避开甲状腺下动脉和淋巴管，尤其是胸导管，一般在左侧，是苍白的血管状结构，将其结扎并分离以防止形成淋巴瘘，在右侧手术时，也可能会遇到较小的淋巴管，同样需要结扎。锁骨下动脉的诸多分支中，椎动脉是最近端的，一般有静脉伴行，且在起始一段没有分支，是比较容易分辨的，对于其他分支一定要尽量保护不受损伤，甲状颈干、肋颈干均是可能对椎动脉狭窄起到代偿作用的重要途径。最早的椎动脉内膜切除手术是由心外科医生发明的，要经胸路径，显露出主动脉弓、锁骨下动脉和椎动脉起始段，但除了极个别起始点异位的椎动脉，一般均可通过经锁骨上、胸腔外的手术路径完成有效的手术显露。

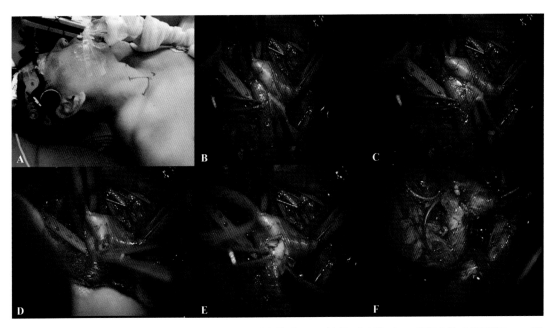

图5-4　椎动脉内膜切除手术的操作步骤。**A.** 手术体位；**B.** 锁骨下动脉远、近端及椎动脉阻断；**C.** 纵行切开锁骨下动脉；**D.** 显微剪刀进一步剪开椎动脉；**E.** 显微剪刀锐性分离斑块与中膜层的界面；**F.** 缝合完成

在显微镜下充分显露手术区域后，给予肝素化，分别阻断锁骨下动脉近心端、远心端和各个分支。沿椎动脉标记纵行切口一直延续到锁骨下动脉，首先切开锁骨下动脉，向上延续到椎动脉开口部位时，建议采用显微剪刀小心剪开，最大程度保持椎动脉外膜和中膜结构，向上直至正常管腔，然后在显微镜下，以显微剪刀小心地锐性分离斑块与中膜之间的间隙，尤其对椎动脉开口部位，一定要保持外中膜的连续性，以便于后期缝合。将斑块完全切除后，以 7-0 缝线连续缝合椎动脉，6-0 缝线缝合锁骨下动脉，缝合时最大的困难在于椎动脉和锁骨下动脉的结合部，关键在于包括外膜和中膜的全层缝合。

Tips：椎动脉内膜切除手术的既往报道，大部分都是沿锁骨下动脉的长径切开，从锁骨下动脉腔内，自下而上对椎动脉进行外翻式手术切除（图5-5），累计报道的病例数达到 200 多例；但就我们的经验而言，椎动脉开口部位的斑块一般很坚韧，可能伴有钙化，与锁骨下动脉斑块混为一体，在分离斑块与中膜间隙时，可能会损伤椎动脉壁，而且这种方法仅适合于椎动脉斑块较短的病变。

　　直接切开椎动脉进行内膜切除手术的报道就少了很多，其中，100 多例是借助补片成形，直接缝合的病例数非常少，究其原因，可能在于锁骨下动脉-椎动脉结合部的处理有一些棘手，因为这个部位斑块比较致密，在剥除斑块时，可能导致中膜层连带被去除，或者中膜和外膜的分离，使得缝合非常困难，这也是为什么我们反复强调显微剪刀锐性剥除斑块的原因。而对于该部位的补片成形，从我们的经验来看，意义不是很大，显微镜下的原位缝合可以更好地还原椎动脉生理状态，也是可以很好完成的，而直径在 3～5 mm 的椎动脉增加一段补片后，扩容的椎动脉起始段和正常的远端之间会形成血流的湍流，其实并不利于长期的通畅性。

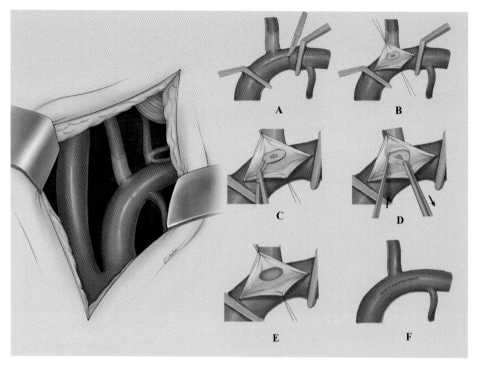

图 5-5　经锁骨下动脉椎动脉内膜切除手术。**A.** 横行切开锁骨下动脉；**B.** 牵开动脉壁显露椎动脉起始部斑块；**C.** 环形离断斑块起始部；**D.** 外翻式剥离斑块；**E.** 斑块剥离完毕；**F.** 锁骨下动脉壁缝合完成。

2. 椎动脉-颈总动脉转位手术

相对于椎动脉内膜切除手术，更多医生采用椎动脉-颈总动脉转位手术进行血运重建，的确避免了对锁骨下动脉更近端位置的显露，也避免了锁骨下动脉-椎动脉结合部的缝合问题，技术上相对简单一些。

总体手术步骤与椎动脉内膜切除手术差不多（图 5-6），但不同的是，要加强对椎动脉进入横突孔一段的显露，减少椎动脉开口部位的显露，所以纵行切口更为重要。在进入颈总动脉和颈内静脉之间区域后，通过脂肪层的深面，显露出颈长肌的腱膜，此时可以触诊到 C₆ 横突，这是可以触及的最尾侧横突，是一个重要的标志，在颈长肌腱膜下，可见交感神经，必须非常小心，避免任何损害主干神经和星状神经节，这可能导致霍纳综合征。颈长肌腱膜可以沿交感神经内侧纵向切开，缝合一针，将腱膜包裹交感神经悬吊作为保护。最后，沿椎体侧面和 C₆ 横突切开颈长肌可以最大范围地显露椎动脉进入横突孔的位置。

在肝素化下，阻断椎动脉开口部位，尽可能低位切断椎动脉，处理好残端，并以外翻的方式将斑块去除，以肝素盐水反复冲洗内腔以防止血栓形成。然后，将椎动脉的断端转位到颈总动脉，确定合适的吻合区域，要保证椎动脉足够的长度，以达到无张力吻合的效果。分别阻断颈总动脉的远心端和近心端，尖刀切开颈总动脉壁，并以 4 mm 或 5 mm 打孔器在颈总动脉壁上形成规则的圆形吻合口，再进行端-侧吻合，将椎动脉吻合到颈总动脉，在这个过程中，要监测同侧大脑中动脉血流，防止前循环缺血，另外，很多患者颈总动脉有弥漫的动脉硬化病变，要妥善处理颈总动脉的早期斑块和内中膜才能获得满意的吻合效果。

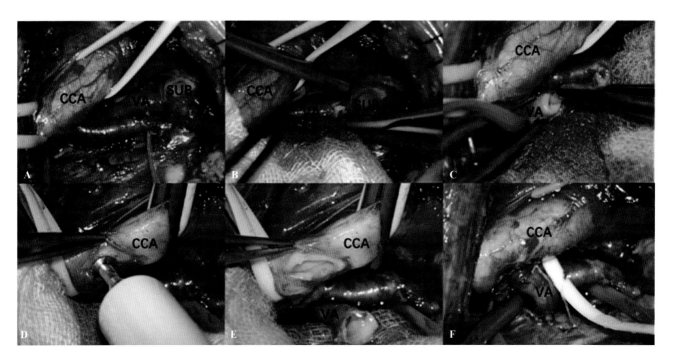

图 5-6　椎动脉-颈总动脉转位手术。**A.** 锁骨下动脉、椎动脉、颈总动脉游离显露；**B.** 离断椎动脉；**C.** 外翻式剥离斑块及血栓；**D.** 纵行切开颈总动脉后置入打孔器；**E.** 颈总动脉吻合口形成；**F.** 椎动脉-颈总动脉吻合完成。CCA，颈总动脉；VA，椎动脉；SUB，锁骨下动脉

Tips： 椎动脉-颈总动脉转位是被报道最多的手术方式，多达 500 多例，包括神经外科、血管外科、心脏外科的医生，最多的结论就是简单易行，这可能也是针对椎动脉内膜切除手术比较而言的。但就我们的经验而言，并不建议将椎动脉-颈总动脉转位作为首选治疗方法，首先，颈总动脉的阻断存在一定风险，一方面是阻断后的血流动力学障碍，另一方面是颈总动脉常见的广泛动脉硬化，可能在阻断后造成斑块不稳定或栓子脱落；其次，颈总动脉壁的厚度一般在 0.8 ~ 1.2 mm，而椎动脉只有 0.15 ~ 0.26 mm，两个差距很大的动脉端-侧吻合，是否会获得很好的长期疗效呢？虽然既往文献给出较好的结论，但毕竟大多是上世纪（20 世纪）的尝试，影像随访和评价都有待进步，恐怕需要更详细的长期随访。

对于椎动脉-颈总动脉转位手术和椎动脉内膜切除手术，皮肤切口和手术路径其实有一些细微的差别。椎动脉-颈总动脉转位手术要求充分显露椎动脉进入横突孔之前的部分，所以可以采用单纯的胸锁乳突肌内侧或两个肌纤维之间的纵行切口，先确定椎动脉 V1 段的上半部分，再沿椎动脉向近端分离；而椎动脉内膜切除手术重点是显露出锁骨下动脉-椎动脉结合部，所以单纯的以胸锁乳突肌为中心的横切口也是可以的，先确定锁骨下动脉，再寻找第一个分支即椎动脉；而如果面对较为复杂的椎动脉狭窄或闭塞，比如闭塞段较长、椎动脉和锁骨下动脉有显著钙化等情况时，还是建议采用"拐杖形"切口，兼顾暴露远近端的可能性，可以先从确定的锁骨下动脉入手，因为其位置固定，搏动非常明显，容易定位，同时可以避免直接寻找椎动脉时，面对椎静脉出血的窘境。

3.椎动脉-锁骨下动脉转位手术

椎动脉-锁骨下动脉转位手术是椎动脉手术重建的另一个选择,技术操作与前两者相似,不同的是,在自根部切断椎动脉后,将其端-侧吻合到锁骨下动脉的其他区域(图5-7),而非颈总动脉。与单纯的椎动脉内膜切除手术相比,其吻合的部位并非受斑块影响较大的椎动脉起始部,而是斑块以远的部位,所以吻合操作更为简单;同时,因为不需要阻断颈总动脉,也不需要过多显露椎动脉,而且锁骨下动脉的动脉硬化负荷远低于颈总动脉,所以,比椎动脉-颈总动脉转位手术也更为安全。有学者认为,该手术方式可以使椎动脉仍然从锁骨下动脉发出,保持了原有的生理和血流动力学状态,可能更适合于椎动脉的血运重建。

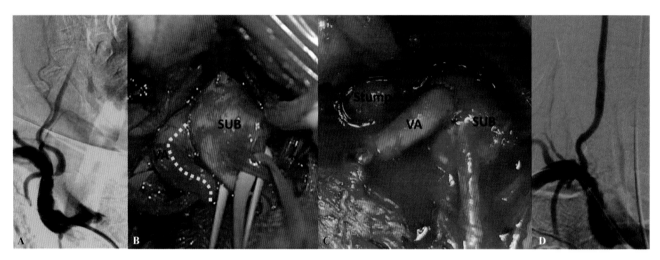

图5-7　椎动脉-锁骨下动脉转位手术。**A.** DSA提示右侧椎动脉起始部重度狭窄;**B.** 显露迂曲的椎动脉起始部(黄色虚线); **C.** 椎动脉-锁骨下动脉转位吻合完成;**D.** DSA提示椎动脉-锁骨下动脉转位吻合后血流通畅,椎动脉起始部迂曲明显改善。 VA,椎动脉;SUB,锁骨下动脉;Stump,椎动脉残端

> **Tips:** 椎动脉-锁骨下动脉转位确实需要有一段冗长的长度便于无张力吻合,好在很大比例的椎动脉V1段都是存在迂曲的,另外,椎动脉一般起自于锁骨下动脉的近端,在其发出后,锁骨下动脉向上走行呈弓形抬高,恰恰有利于椎动脉转位到更远端的吻合。
>
> 　　除了上述的手术方式,其实椎动脉V1段的血运重建还有一些有意思的尝试,包括椎动脉-甲状颈干吻合[18]、椎动脉-胸廓内动脉吻合[19],以及椎动脉到颈总动脉或锁骨下动脉或主动脉弓的血管搭桥手术[18,20],但这些手术方式可能都无法作为主流的手术方式。首先,甲状颈干作为椎动脉狭窄或闭塞的主要代偿途径,是一定要保护的,将其作为椎动脉的供体血管,一旦手术失败,原有的代偿也会遭到破坏;其次,胸廓内动脉一般发自椎动脉对面、锁骨下动脉的下壁,将其游离并转向上方再做吻合,会造成迂曲、冗长走行的椎动脉,似乎有些多此一举,而且胸廓内动脉是冠状动脉旁路手术的重要候选供体血管,最好予以保留;再次,各类血管搭桥手术,无论采用的是静脉、动脉还是人工血管,势必会造成新的、更长的血管路径,如果直接吻合可以完成,个人认为搭桥手术并非首选策略。

四、椎动脉起始段狭窄或闭塞的介入干预手段

椎动脉的各种手术重建经历了60余年的发展，但始终没有达到CEA手术的普及程度和影响力，至今也不过1000多例的手术报道，最多不超过30个医学中心的经验报道，就像前面提及的，可能在于椎动脉狭窄的相对"良性"预后和手术的相对困难，而椎动脉的介入干预却因为简单、安全而在很大范围内得以发展。

很有意思的是，椎动脉介入干预最早的技术报道都集中在1996年，美国伊利诺伊州的Motarjeme医生[21]报告了39例椎动脉球囊扩张的经验，成功率为92%，并发症很低；同年，斯坦福大学的Storey医生[22]报道了3例椎动脉狭窄球囊扩张后的再狭窄病例，并使用支架进行治疗，平均随访9个月显示血流通畅；佛罗里达的Feldman医生[23]也在同年报道了1例椎动脉狭窄的支架治疗，采用冠状动脉Palmaz-Schatz支架获得很好的影像结果，而且随访8个月血流通畅。椎动脉狭窄从球囊扩张成形到支架成形就这样快速完成了迭代更新。

虽然椎动脉狭窄的支架治疗非常简单安全，但是，却始终未能获得临床证据的支持。2015年，荷兰的研究者发布了VAST研究结果[24]，这是一项旨在对比支架和药物治疗的多中心随机对照研究，但在纳入115例患者后，因为政策原因终止，57例纳入支架组，58例进入药物治疗组，结果显示，支架治疗的围术期安全性极差，居然高达5.2%，因为安全性比药物治疗差很多，所以也就失去了后期进行有效性对比的意义。2017年，英国剑桥大学的研究者发布了类似的临床试验结果——VIST研究[25]，这是在英国14家中心进行的多中心随机对照研究，但很可惜，在入组182例后，因为入组缓慢而终止，支架组91例，药物治疗组88例，平均随访时间为3.5年，VIST研究比较特殊的就是将椎动脉的颅内外段狭窄混合在一起入组，其中，椎动脉颅外段支架未发生任何围术期并发症，而且随访期间，支架组5例发生终点事件，但药物治疗组有12例，似乎结果显示椎动脉颅外段支架安全且有效，但可惜的是，因为试验提前终止而导致样本量不足，无法获得统计学差异。2019年，还是VIST研究的主要研究者，剑桥大学的Markus教授，将VIST研究、VAST研究和SAMMPRIS研究的数据进行了综合个体数据的汇总分析（a preplanned pooled individual patient data analysis）[26]，结果显示，椎动脉颅外段的支架治疗是安全的，可能也是对预防卒中有益的，但还需要更大样本量的临床研究来证实。

就椎动脉V1段支架的技术而言，确实非常简单，但最大的问题可能在于长期的再狭窄问题。2000年后，有医生[27]开始尝试使用冠状动脉的药物洗脱支架进行治疗，显著降低了再狭窄率，并得到很多中心的验证[28]，2016年的一项meta分析[29]显示，药物洗脱支架的再狭窄率（15.49%）显著低于裸支架（33.57%）；近年来，随着药物涂层球囊在冠状动脉和外周血管的应用，也开始有一些尝试针对椎动脉狭窄进行治疗，以期获得无支架残留的长期良好预后，从初始的数据和预实验来看[30-32]，还是很有前景的。

> **Tips：** 椎动脉狭窄的血运重建，从技术角度而言，介入治疗无疑是最简单和安全的，手术治疗虽然可行，但毕竟存在一定的技术难度和风险，从根本上而言是很难普及的，对于患病率极高的椎动脉狭窄而言，只能作为一个补充的治疗方法，因此，我们不建议对椎动脉狭窄首选外科手术治疗，不符合患者的利益。但另一方面，对于极个别的病例，外科手术似乎是更好的选择，我们遇到过的一些特殊情况，比如患者对金属过敏、反复尝试支架无法到位、椎动脉闭塞介入难以找到路径等，这就要求外科医生加强体外训练和尸体的解剖训练，在缺乏大量日常工作训练的前提下，对该部位的解剖特点、手术技术保持熟练的技能，才能够胜任这项工作。

参考文献

［1］Matula C，Trattnig S，Tschabitscher M，et al. The course of the prevertebral segment of the vertebral artery：anatomy and clinical significance. Surg Neurol，1997，48（2）：125-131.

［2］Cagnie B，Petrovic M，Voet D，et al. Vertebral artery dominance and hand preference：is there a correlation？Man Ther，2006，11（2）：153-156.

［3］Borhani Haghighi A，Edgell RC，Cruz-Flores S，et al. Vertebral artery origin stenosis and its treatment. J Stroke Cerebrovasc Dis，2011，20（4）：369-376.

［4］Hass WK，Fields WS，North RR，et al. Joint study of extracranial arterial occlusion. II. Arteriography，techniques，sites，and complications. J Am Med Assoc，1968，203：961-968.

［5］Chen WH，Ho DS，Ho SL，et al. Prevalence of extracranial carotid and vertebral artery disease in Chinese patients with coronary artery disease. Stroke，1998，29：631-634.

［6］Wityk RJ，Chang HM，Rosengart A，et al. Proximal extracranial vertebral artery disease in the New England Medical Center Posterior Circulation Registry. Arch Neurol，1998，55：470-478.

［7］Suh DC，Lee SH，Kim KR，et al. Pattern of atherosclerotic carotid stenosis in Korean patients with stroke：different involvement of intracranial versus extracranial vessels. Am J Neuroradiol，2003，24：239-244.

［8］Caplan L，Wityk R，Pazdera L，et al. New England Medical Center Posterior Circulation Stroke Registry II. Vascular lesions. J Clin Neurol，2005，1（1）：31-49.

［9］Gordon Perue GL，Narayan R，Zangiabadi AH，et al. Prevalence of vertebral artery origin stenosis in a multirace-ethnic posterior circulation stroke cohort：Miami Stroke Registry（MIAMISR）. Int J Stroke，2015，10（2）：185-187.

［10］Marquardt L，Kuker W，Chandratheva A，et al. Incidence and prognosis of ＞ or ＝ 50% symptomatic vertebral or basilar artery stenosis：prospective population-based study. Brain，2009，132（Pt 4）：982-988.

［11］Nguyen TN，Raymond J，Mahmoud M，et al. Vertebral artery stump syndrome. J Neurol Neurosurg Psychiatry，2008，79（1）：91-92.

［12］Cate WR Jr，Scott HW Jr. Cerebral ischemia of central origin：relief by subclavian-vertebral artery thromboendarterectomy. Surgery，1959，45（1）：19-31.

［13］Crawford ES，DeBakey ME，Fields WS. Roentgenographic diagnosis and surgical treatment of basilar artery insufficiency. JAMA，1958，168：509-514.

［14］DeBakey ME，Morris GC，Jordan GL，et al. Segmental thrombo-obliterative disease of branches of aortic arch. JAMA，1958，168：998.

［15］Parrot JC. The subclavian steal syndrome. Arch Surg，1964，88：661.

［16］Imparato AM，Lin JP. Vertebral arterial reconstruction：internal plication and vein patch angioplasty. Ann Surg，1967，166：213-221.

［17］Ehrenfeld WK，Chapman RD，Wylie EJ. Management of occlusive lesions of the branches of the aortic arch. Am J Surg，1969，118：236-243.

［18］Diaz FG，Ausman JI，de los Reyes RA，et al. Surgical reconstruction of the proximal vertebral artery. J Neurosurg，1984，61（5）：874-881.

［19］Schmitt PJ，Altafulla JJ，Kikuta S，et al. Internal thoracic artery to vertebral artery bypass surgery：a cadaveric feasibility study. World Neurosurg，2019，130：e722-e725.

［20］Berguer R，Feldman AJ. Surgical reconstruction of the vertebral artery. Surgery，1983，93（5）：670-675.

［21］Motarjeme A. Percutaneous transluminal angioplasty of supra-aortic vessels. J Endovasc Surg，1996，3：171-181.

［22］Storey GS，Marks MP，Dake M，et al. Vertebral artery stenting following percutaneous transluminal angioplasty. Technical note. J Neurosurg，1996，84：883-887.

［23］Feldman RL，Rubin JJ，Kuykendall RC. Use of coronary Palmaz-Schatz stent in the percutaneous treatment of vertebral artery stenoses. Cathet Cardiovasc Diagn，1996，38：312-315.

［24］VAST investigators，Compter A，van der Worp HB，et al. Stenting versus medical treatment in patients with symptomatic vertebral artery stenosis：a randomised open-label phase 2 trial. Lancet Neurol，2015，14（6）：606-614.

［25］VIST Investigators，Markus HS，Larsson SC，et al. Stenting for symptomatic vertebral artery stenosis：The Vertebral Artery Ischaemia Stenting Trial. Neurology，2017，89（12）：1229-1236.

［26］Markus HS，Harshfield EL，Compter A，et al. Vertebral Stenosis Trialists' Collaboration. Stenting for symptomatic vertebral artery stenosis：a preplanned pooled individual patient data analysis. Lancet Neurol，2019，18（7）：666-673.

［27］Boulos AS，Agner C，Deshaies EM. Preliminary evidence supporting the safety of drug-eluting stents in neurovascular disease. Neurol Res，2005，27 Suppl 1：S95-S102.

［28］Li L，Wang X，Yang B，et al. Validation and comparison of drug eluting stent to bare metal stent for restenosis rates following vertebral artery ostium stenting：a single-center real-world study. Interv Neuroradiol，2020，26（5）：629-636.

［29］Tank VH，Ghosh R，Gupta V，et al. Drug eluting stents versus bare metal stents for the treatment of extracranial vertebral artery disease：a meta-analysis. J Neurointerv Surg，2016，8（8）：770-774.

［30］Wang Y，Ma Y，Gao P，et al. First report of drug-coated balloon angioplasty for vertebral artery origin stenosis. JACC Cardiovasc Interv，2018，11（5）：500-502.

［31］Wang Y，Feng Y，Wang T，et al. Drug-coated balloon for vertebral artery origin stenosis：a pilot study. J Neurointerv Surg，2021，13（9）：827-830.

［32］Wang Y，Ma Y，Gao P，et al. Paclitaxel coated balloon vs. bare metal stent for endovascular treatment of symptomatic vertebral artery origin stenosis patients：protocol for a randomized controlled trial. Front Neurol，2021，11：579238.

第六章

颈动脉和椎动脉的复合手术

药物、手术一直是疾病治疗的两大支柱，介入治疗作为第三种手段，在近50年得到空前的发展，而手术和介入的碰撞则产生了新型的治疗理念——复合手术，或称之为杂交手术（hybrid operation），在很大程度上拓宽了治疗疾病的范畴。在此，我们仅针对缺血性脑血管病，对颈动脉和椎动脉的复合手术血运重建进行概述。

一、复合手术与颈动脉和椎动脉血运重建

复合手术虽然是一个新的概念，但其实在很早就有所尝试。1972年5月，印度维洛尔基督教医学院胸心血管外科的Bhati医生[1]报道了13例合并动脉导管未闭的心脏结构性异常病例，其中部分病例采用了一种特殊的手术方法，即结合直视手术和球囊封闭的同期手术方式（图6-1），当时并没有使用"杂交手术"这样的专业词汇，而是突出了"同期闭合（simultaneous closure）"这种手术理念。

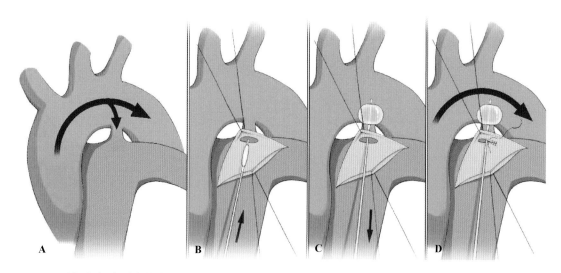

图6-1 最初的复合手术技术报道。**A.** 动脉导管未闭模式图，显示主动脉与肺动脉之间存在异常通道；**B.** 切开肺动脉，在直视下将Fogarty静脉球囊通过动脉导管引入主动脉弓；**C.** 充盈球囊并回撤阻断血流；**D.** 在无血状态下间断缝合动脉导管的肺动脉端开口

1980 年，美国匹兹堡大学放射科的 Charles W. Kerber 教授[2] 报道了他们的尝试（图 6-2）。这是一个 65 岁的男性患者，突发右眼失明、言语含糊不清入院，造影证实为双侧颈内动脉分叉部狭窄，同时，左侧颈总动脉起始部也存在严重狭窄［原文描述为"严重的网状病变（a tight weblike lesion）"］。由于颈总动脉所在位置不易手术，所以先进行了右侧颈动脉内膜切除手术。但 2 个月后，再次发作右上肢短暂性缺血发作，他们团队最终在放射科 X 线机透视下进行了全麻下的左侧颈动脉内膜切除手术，在动脉缝合接近完成时，在 X 线透视下，将导丝沿颈总动脉逆行插入，先后以 8F 和 14F 的同轴聚四氟乙烯球囊导管通过导丝，在左颈总动脉起始处进行扩张，然后先恢复颈总动脉-颈外系统血流，最后开放颈内动脉，以减少栓塞的可能性，患者得到很好的血管成形效果，随访 3 年都没有缺血事件发生。这个手术据信完成于 1977 年，是历史上首次介入治疗颈动脉狭窄的报道，在文章的讨论和总结中，Kerber 教授特意提到颈动脉狭窄的斑块不稳定性，以及球囊扩张可能导致的栓塞风险，并认为颈动脉切开可能是预防术中栓塞的有效办法。在文章的最后，他讲到"We believe that the safety of this procedure was enhanced significantly by the close cooperation of radiologist and surgeon, the liberal use of fluoroscopy for careful positioning of guide wire and catheter, and the presence of an angiographic/surgical team that had worked together on other occasions"，也就是说，在放射科医生和外科医生的密切合作下，通过对导丝和导管仔细定位的自由使用，联合血管造影和外科团队，可以大大提高该类手术的安全性，这正是复合手术的精髓，通过多学科或者多种方法的灵活、自由使用，降低单一技术的风险。

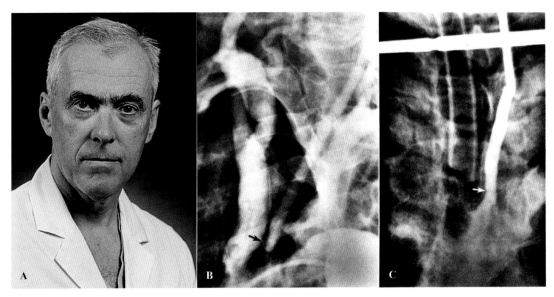

图 6-2　美国介入放射科医生 Charles W. Kerber 与最初的颈动脉手术尝试。**A.** Kerber 教授是美国神经介入最早期的代表人物之一，参与创建了世界神经介入联合会（WFITN）、美国介入治疗神经放射学会（ASITN）等学术组织；**B.** 造影显示左侧颈总动脉起始部位重度狭窄；**C.** 采用逆向的介入路径，球囊扩张成形后，颈总动脉的狭窄得以改善

1996年，来自英国、美国和意大利的几位心胸外科医生[3]，报道了左前胸小切口开胸术联合经皮血管成形术治疗冠状动脉多支病变的6个病例，其中2例采用了导管室内同期手术的综合方法（integrated approach），被认为是血运重建复合手术时代的现代开端。

经过几十年的临床实践，颈动脉和椎动脉的血运重建都已经成为非常成熟的技术手段，而且得到较为广泛的普及，但受限于各自的技术特点，对少部分非常特殊的病例而言，无论手术抑或介入治疗，可能都很难获得安全、理想的疗效，在这样的背景下，很多医生开始利用复合手术的理念，进行更加积极的尝试。1996年，美国凤凰城（Phoenix）的心脏外科医生Diethrich等[4]，提出了通过CEA或直接穿刺颈总动脉逆行进行颈动脉近端或无名动脉的血管成形技术；1998年，南非的外科医生Levien等[5]，报道了通过CEA手术＋逆行颈总动脉血管成形术治疗串联性狭窄病变的实际病例；2013年，中国台湾台中荣总医院神经外科的崔源生等[6]和首都医科大学宣武医院神经外科的焦力群等[7]，率先在国际上分别报道了采用CEA＋支架的复合手术技术治疗颈内动脉闭塞的病例（图6-3）；2017年，塞尔维亚的血管外科医生Slobodan Tanaskovic等[8]，提出CEA手术＋顺行颈总动脉支架的复合手术方法，优势在于减少术中栓塞风险。

影像设备和手术理念的进步，逐渐孕育出更加先进的现代复合手术方式，所包含的大型影像设备也不再局限于DSA，还可以包括MRI和CT等不同的组合，除了术中诊断、辅助治疗，还可以做到图像融合、精准定位等更为实用的功能。复合手术的理念也逐渐从心脏外科过渡到神经外科、血管外科、创伤和整形外科等领域，未来将会成为外科发展的一个重要方向。

在本章，我们将按照串联狭窄、闭塞病变、迂曲病变和其他疾病几个方面进行简要的阐述。由于颈动脉和椎动脉的复合手术重建是针对特殊病例进行的选择，可能在不同的病例之间缺乏同质性，而是存在更多的个体差异，因此，本章将以每一个实际的病例作为主线，从技术选择和手术操作细节方面进行总结。

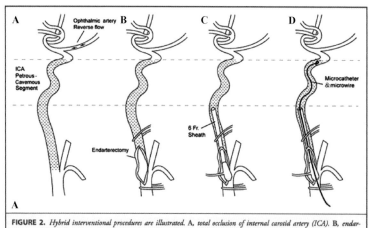

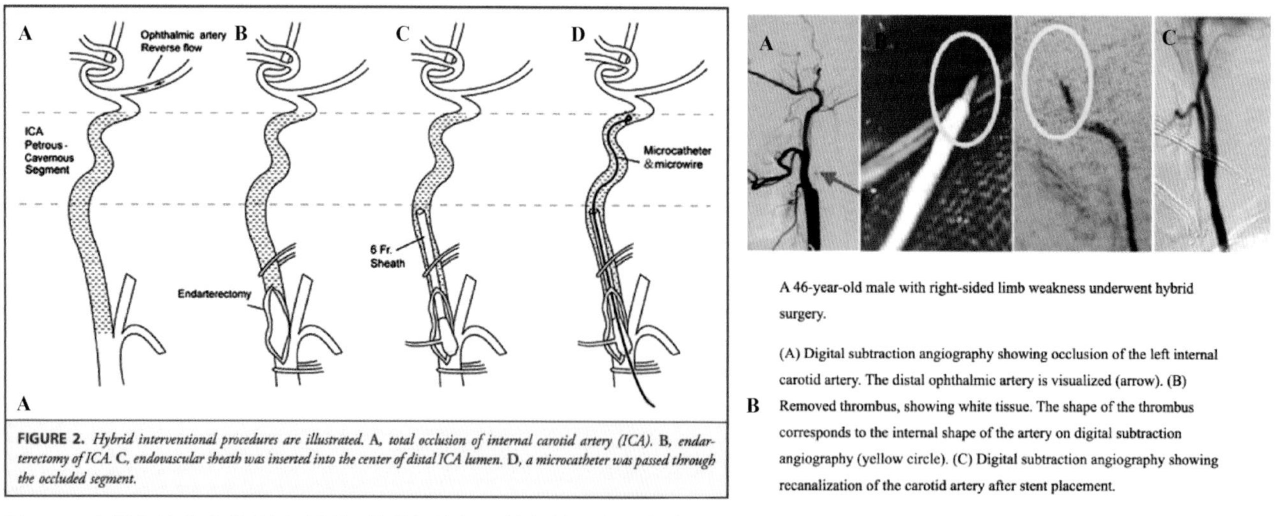

A
Ophthalmic artery Reverse flow
B
C
D
ICA Petrous-Cavernous Segment
Microcatheter &microwire
6 Fr. Sheath
Endarterectomy
A
FIGURE 2. Hybrid interventional procedures are illustrated. A, total occlusion of internal carotid artery (ICA). B, endarterectomy of ICA. C, endovascular sheath was inserted into the center of distal ICA lumen. D, a microcatheter was passed through the occluded segment.
A
C
B
A 46-year-old male with right-sided limb weakness underwent hybrid surgery.
(A) Digital subtraction angiography showing occlusion of the left internal carotid artery. The distal ophthalmic artery is visualized (arrow). (B) Removed thrombus, showing white tissue. The shape of the thrombus corresponds to the internal shape of the artery on digital subtraction angiography (yellow circle). (C) Digital subtraction angiography showing recanalization of the carotid artery after stent placement.

图6-3 中国台湾台中荣总医院神经外科与首都医科大学宣武医院神经外科最早报道了颈动脉闭塞复合手术的病例。**A.** 崔源生团队的示意图；**B.** 焦力群团队的复合手术病例

> **Tips：脑血管复合手术的理念**
>
> 　　近年来，越来越多的医学中心开展了脑血管相关的复合手术，包括出血性脑血管病和缺血性脑血管病。在这些积极的尝试中，其实包含了多种组织形式。例如，有的中心以外科手术为主，必要时请介入医生来检查或者"查缺补漏"；有的中心则以介入为主，手术只是不得已而为之时临时补充一下；有的医生将一个外科手术＋术后即刻造影定义为复合手术；我曾经听过有的医生报告，一位动脉瘤破裂导致脑内血肿的患者，第一天做了血肿穿刺，第二天做了动脉瘤栓塞，也将其定义为复合手术。这些问题表现在对复合手术定义的差异性上，但其本质，体现出每一位医生对复合手术的理解和手术理念不同。目前大多数的观点认为，复合手术应该定义为同期针对同一血管的手术加介入治疗的复合操作。
>
> 　　复合手术最大的优势并非在血管造影机的指导下进行外科手术，也不是在外科医生的保障下做介入治疗，而是将开放手术和血管内介入治疗的优势结合起来，增加手术的安全性，扩展手术的可能性，最大程度地降低患者风险。因此，复合手术并不是快递过程中的飞机＋汽车＋快递小哥的接力模式，而应该是类似混合动力汽车的无缝连接模式，这就要求每一位术者最好能对外科手术和介入治疗都非常精通，对二者的安全性和可行性边界非常清晰，才能够针对每一位患者、每一个操作步骤做出更适合的选择。

二、颈动脉串联狭窄的复合手术

　　颈动脉串联狭窄是指从颈总动脉（CCA）到颈内动脉（ICA）末端多发的狭窄性病变，原则上说，大部分串联病变更适合介入治疗，而不会考虑分别进行 CEA 手术和介入治疗，但对于少数病例而言，单纯的 CAS 可能是很难胜任的。

病例 1　颈总动脉起始部狭窄合并颈动脉分叉部狭窄

【病例特点】

　　患者男性，72 岁，主因"查体发现左侧颈总动脉合并颈内动脉起始部重度狭窄 1 个月"来诊。既往有高血压、糖尿病病史 20 余年。神经系统查体无阳性体征。DSA 提示左侧颈总动脉起始部、左侧颈内动脉起始部重度狭窄（图 6-4）。

【技术选择】

　　对于该病例，有以下几个选择（图 6-5 和图 6-6）。

　　A. 选择单纯的 CEA，对于 CCA 起始部狭窄，在目前介入治疗非常成熟的背景下，再去行开胸手术是非常不恰当的，但单纯地进行颈动脉分叉部位 CEA 无法达到血运重建的目的（图 6-5 A）。

　　B. 顺行的支架成形术，也就是说，先完成 CCA 开口部位支架成形术，然后再完成分叉部位支架成形术，这样的选择在技术上是可行的，但存在一些额外的风险。首先，左侧 CCA 发出后角度较锐，导引导管很难稳定在这里以保障支架的到位，而且这样的角度对于较硬的球囊扩张式支架（简称球扩式支架）而言，并不是很容易通过；其次，如果开口部位完成了支架成形术，导引导管可能受限于坚硬的支架难以顺利通过，这样在做分叉部位支架成形术时会缺乏稳定性。1998年，美国克利夫兰医院[9]报道的14例CCA支架病例中，出现1例局部夹层和2例ICA血栓形成导致的卒中，正是由上述的风险因素所致（图6-5 B）。

C.逆行的支架成形术，即先完成分叉部位支架成形术，但同样需要导引导管通过狭窄部位，对于这样的狭窄程度和角度而言，栓塞的风险是很难避免的（图6-5 C）。

D. CEA基础上的逆行支架成形术，即我们所采取的复合手术方法，详见后面的手术操作细节（图6-6）。

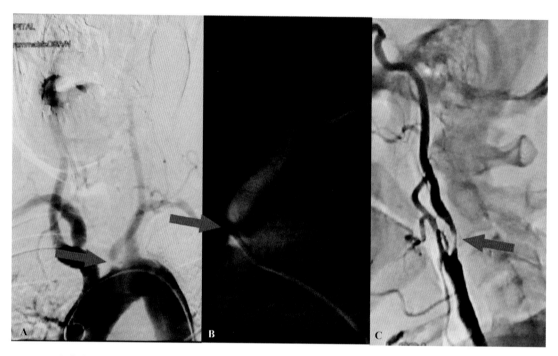

图6-4　患者术前脑血管造影图像。**A.**主动脉造影提示左侧颈总动脉起始部重度狭窄（箭头示）；**B.**左侧颈总动脉超选造影提示颈总动脉起始部重度狭窄（箭头示）；**C.**左侧颈总动脉超选造影提示颈内动脉起始部重度狭窄

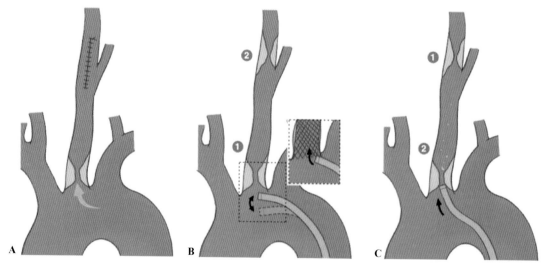

图6-5　颈总动脉起始部狭窄合并颈动脉分叉部狭窄，错误的治疗选择示意图。**A.**开胸行颈总动脉内膜切除术，技术复杂且风险高；**B.**首先行颈总动脉支架成形术后，支架会对导引导管的通过性造成负面影响；**C.**首先行颈内动脉支架成形术，导引导管需要通过颈总动脉狭窄部位，可能导致斑块脱落引发栓塞事件

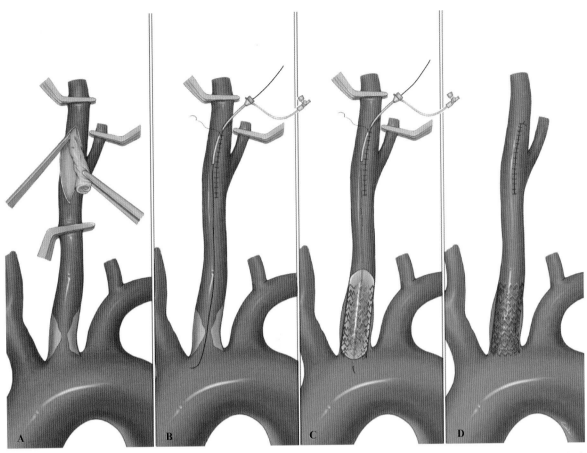

图 6-6　颈总动脉起始部狭窄合并颈动脉分叉部狭窄的复合手术示意图。**A.** 在阻断颈总动脉、颈外动脉、颈内动脉的前提下切开颈内动脉行斑块去除；**B.** 阻断颈外动脉和颈内动脉，沿动脉切口逆行置鞘，0.035 in 导丝通过颈总动脉狭窄处置入主动脉弓；**C.** 逆行颈总动脉球扩式支架成形术；**D.** 排除栓子后缝合动脉壁

【手术操作细节】（图 6-7）

1. 全麻下常规进行 CEA 手术，完全不用考虑 CCA 开口部位的狭窄病变。

2. 在完成斑块的剥离，并进行缝合时，留下最后 2 针不予缝合，沿此孔隙逆行置入 6F 动脉鞘，同时，阻断 CCA 末端，从而保证在进行介入操作时，脱落的碎屑不会进入 ICA。

3. 在 DSA 的引导下，置入 0.035 in（1 in ＝ 2.54 cm）的导丝进入升主动脉，沿导丝置入外周球扩式支架，对位满意后球囊扩张成形。

4. 支架置入完成后，撤除动脉鞘，并通过该孔隙放出部分动脉血，从而减少栓塞的风险，最后缝合切口，手术完毕。

病例 2　颈总动脉长段狭窄合并颈动脉分叉部狭窄

【病例特点】

患者女性，67 岁，主因"查体发现左侧颈总动脉起始部及颈内动脉起始部重度狭窄"入院。既往高血压病史 14 年，鼻咽癌放疗病史 9 年，冠心病史 9 年。神经系统查体无明显阳性体征。DSA 提示左侧颈总动脉起始部重度狭窄，颈内动脉起始部重度狭窄（图 6-8）。

【技术选择】

A. 选择单纯的 CEA，需要显露出主动脉弓，并对 CCA 近端进行阻断，才能够解决

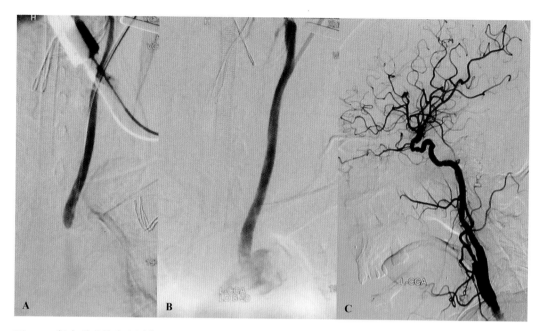

图 6-7 复合手术的术中图像。**A.** 逆行置鞘后经动脉鞘造影确认狭窄位置；**B.** 经动脉鞘置入 8 ~ 20 mm 球扩式支架，造影证实狭窄解除；**C.** 经股动脉造影证实左侧颈内动脉起始部内膜切除后狭窄解除

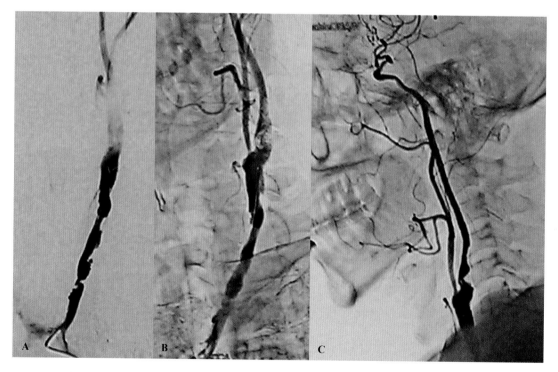

图 6-8 患者术前脑血管造影图像。**A.** DSA 提示左侧颈总动脉下段重度狭窄；**B.** DSA 提示左侧颈内动脉起始部重度狭窄；**C.** 颈内动脉斑块上缘位于颈 4 椎体水平

CCA 全程的斑块。

B. 介入治疗，与第 1 个病例非常相似，导引导管的到位、支架操作的稳定性、易损斑块脱落的风险这几个方面，相互矛盾，难以保障安全性。

【手术操作细节】

1. 全麻下常规进行 CEA 手术，特别注意的是，在 CCA 端，尽量向近心端分离并阻断（图 6-9）。

2. 在完成斑块的剥离后，采用分段缝合的方法。第一段先从 ICA 向近心端缝合，完成 CCA 末端缝合后，阻断 CCA 末端，从而开放颈外动脉（ECA）到 ICA 的循环通路；第二段则自 CCA 近心端向远心端方向缝合，待与第一段缝合即将汇合时，留置 2 ~ 3 针不予缝合，置入动脉鞘。此时，可以开放 CEA 时阻断的近端 CCA，进行下一步介入操作（图 6-10）。

3. 在 DSA 的引导下，置入 0.014 in 的导丝进入升主动脉，沿导丝置入 Wallstent 自膨式支架，对位满意后释放，并进行球囊后扩张成形（图 6-11），此时有一些技术细节需要注意。

（1）此时动脉鞘只是置入一小部分距离，并非完全置入，否则支架无法释放。

（2）不宜选择外周球扩式支架，因为 CCA 近端缺乏骨性结构的保护，球扩式支架可能会在后期的颈部运动中造成断裂或变形。

（3）Wallstent 自膨式支架在设计上属于编织型支架，更适合后扩张成形，增加支架在血管内的贴壁性。

（4）此时支架的选择不宜过长，能够完全覆盖住残留的 CCA 斑块即可，否则在后续操作中，很难再次阻断 CCA。

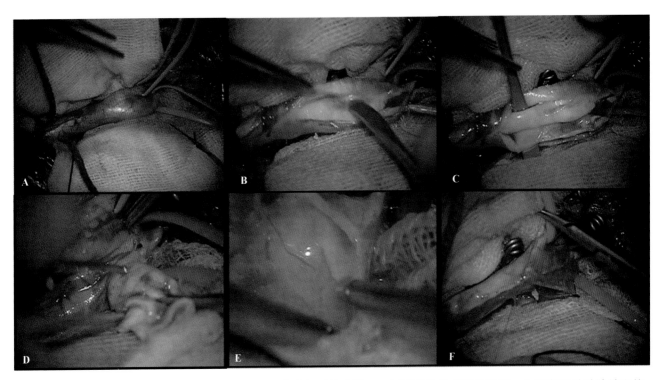

图 6-9 颈动脉内膜切除手术过程。**A.** 尽量向近心端游离颈总动脉；**B.** 切开动脉分离斑块界面；**C.** 离断颈总动脉端斑块；**D.** 游离颈内动脉斑块；**E.** 清理漂浮的中膜残片；**F.** 动脉壁缝合

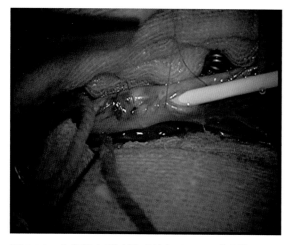

图 6-10　分段缝合颈动脉后逆向置入 6F 动脉鞘

4. 支架完成后，通过下面的操作，放出部分动脉血，减少栓塞的风险，最后完成缝合，手术结束（图 6-12）。

（1）撤除动脉鞘，开放 CCA 到残留孔隙的通路，放出来自近心端的血流和碎屑。

（2）在支架的远端、残留孔隙的近端阻断 CCA，并开放 CCA 末端的阻断钳，从而开放 ECA、ICA 到残留孔隙的通路，放出在第一步放血过程中可能带来的碎屑。

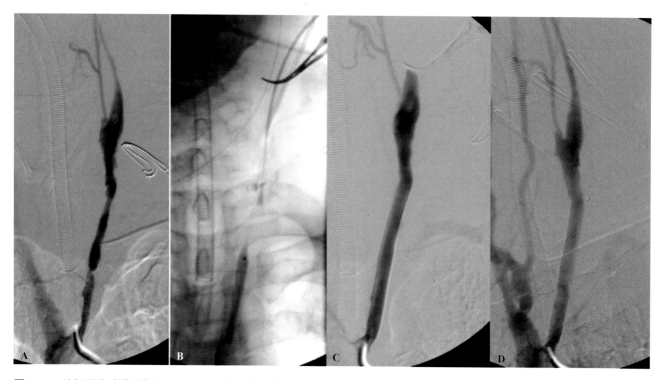

图 6-11　逆行颈总动脉支架置入术。**A.** 经股动脉造影提示 CEA 术后颈内动脉狭窄解除；**B.** Wallstent 支架内球囊后扩张；**C.** 经股动脉造影证实颈总动脉及颈内动脉血流通畅，无明显残余狭窄，注意此时颈内动脉处于夹闭状态防止栓子进入颅内；**D.** 去除颈内动脉阻断后造影提示颈总动脉、颈内动脉狭窄解除

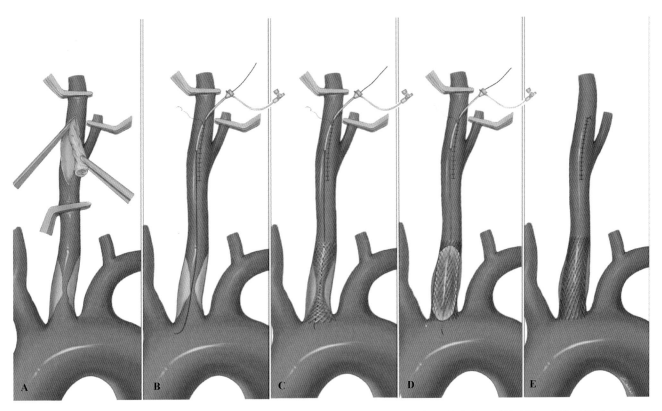

图 6-12　颈总动脉长段狭窄合并颈动脉分叉部狭窄的复合手术示意图。**A.** 在阻断颈总动脉、颈外动脉、颈内动脉的前提下，切开颈内动脉行斑块去除；**B.** 阻断颈外动脉和颈内动脉，沿动脉切口逆行置鞘，0.014 in 导丝通过颈总动脉狭窄处置入主动脉弓；**C.** 逆行颈总动脉 Wallstent 支架置入术；**D.** 支架内球囊后扩张；**E.** 排除栓子后缝合动脉壁

> **Tips:** 对于串联颈动脉狭窄而言，个人认为大部分病例更适合介入治疗，但必须要考虑到导引导管的稳定性和术中栓塞的风险，灵活地选择手术方式和介入器材。我们单中心 20 多年来仅有 1 例 CAS 术中遗留栓塞保护装置在体内的病例（图 6-13），即是面对左侧 CCA 开口和分叉部位串联病变，强行采用纯介入的方法，采用错误的手术路径和错误使用自膨式支架而导致的，虽然发生在手术经验不足的多年前，但的确值得医生警醒；然而，很多外科医生更愿意通过全程开刀的方式，去除串联的全部斑块，在技术上确实是可以做到的，但面临额外的创伤和针对主动脉弓的手术操作，在血管内治疗发展如此成熟的今天，可能并不是最好的选择。

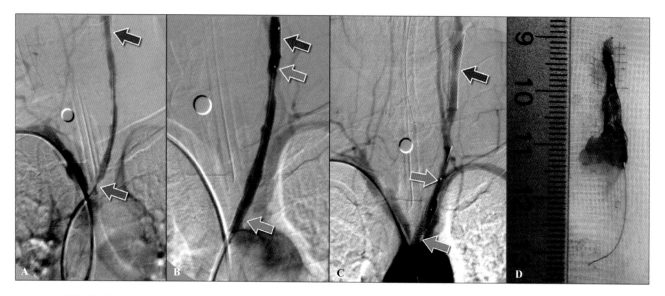

图 6-13　错误的手术选择导致脑栓塞保护装置被迫遗留体内。**A.** 右侧桡动脉路径造影显示左侧 CCA 开口重度狭窄（红色箭头），左侧颈动脉分叉部已经进行支架成形（蓝色箭头）；**B.** 左侧 CCA 开口部位狭窄的介入治疗，在脑栓塞保护装置（黄色箭头）的保护下，采用自膨式支架成形（绿色箭头）；**C.** 支架成形术后，因为导引导管不稳定等多种因素，脑栓塞保护装置（黄色箭头）卡压在支架上，被迫遗留体内；**D.** 十余年后，因为脑栓塞保护装置内血栓形成，外院手术取出

三、颈内动脉闭塞的复合手术治疗

1. 颈动脉闭塞的自然病史

这里提到的颈动脉闭塞只是特指非急性期颈动脉的完全闭塞，并非颈动脉的急性闭塞，也不是所谓的假性闭塞或次全闭塞。对于这一类疾病，其实缺乏很多确切的数据，包括自然人群中的患病率、卒中发病率、自然转归、药物治疗预后等，但在临床工作中，确实有部分患者出现闭塞后的反复脑缺血事件发作，因此颈动脉闭塞得到越来越多医生的关注。

特别指出的是，我们在此将颈内动脉闭塞与 CCA 闭塞统一归为颈动脉闭塞进行阐述，因为在大部分研究中，两者差异不大，经常是混杂在一起被描述的，只是在具体手术方法上，因为有些许差异而分为两部分叙述。

对于颈动脉闭塞，其实一直都缺乏自然病史或药物治疗的预后研究，在不同的人群、不同的医生观察到相悖的结论。大部分研究认为，颈动脉从重度狭窄发展为闭塞，其卒中风险也随之大幅度降低，闭塞之初是患者最危险的时刻，但颈动脉闭塞后，其卒中风险反倒降低了，在不同的研究中[10-12]，年卒中率在 1.5% ～ 5.5%，但也有少部分研究认为颈动脉闭塞的卒中风险很高，究其原因，在于不同的评价可能发现不同风险的患者群，在经过脑血流、代谢等精准评价后，也许会达到危险分层的目的，发现卒中高危的人群。最为经典的研究是美国的 William J. Powers 教授[13] 在 1998 年发表的"圣路易斯研究"，他们为了发现颈动脉闭塞患者中卒中高危的人群，利用正电子发射断层显像（PET）检查，按照氧摄取分数（oxygen extraction fraction，OEF）的不同变化，将患者分为不同的分期，结果发现，处于 II 期血流动力学障碍的患者，即便采用了药物治疗，同侧卒中的风险也显著高于其他患者，这是血流动力学障碍导致缺血事件的经典研究和经典评价手段，也正是基于这样的结果，任何尝试改善血流动力学障碍的方法，包括手术再通、搭桥或介入再通等，才具有理论依据。

Tips： 颈动脉闭塞相对于颈动脉重度狭窄而言，卒中风险不是升高而是降低，这是因为狭窄时的栓塞风险在颈动脉闭塞时大幅度降低，而单纯血流动力学障碍导致卒中的比例还是相对较低的，正因为如此，我们非常强调对该类患者慎重选择治疗策略。第一，对于从未发生缺血事件的无症状颈动脉闭塞，不宜选择手术或其他方法再通或搭桥治疗，有研究表明[14]，该类患者随访 32 个月，没有 1 例出现缺血事件，无论手术是否简单，都不需要额外的手术；第二，对于曾经有症状的颈动脉闭塞，必须经过严格的灌注检查来明确血流动力学障碍，虽然 PET-OEF 在大多数医院都无法实施，但灌注检查可以起到一定的评价作用，在我们单中心，是不允许未经灌注评价的颈动脉闭塞患者尝试治疗的；第三，关注高级神经功能，在该类慢性缺血的患者中，认知功能障碍、情绪障碍可能会高发，但容易被忽视，虽然所有血运重建的手段都是以预防卒中为目的的，但认知功能障碍也许会成为卒中之外一个新的治疗靶点。

2. 颈内动脉闭塞的复合手术治疗

病例 3 颈内动脉非急性期完全闭塞

【病例特点】

患者男性，47 岁，主因"阵发性头晕伴右侧肢体麻木 4 年，言语不清伴右侧肢体无力 3 个月"来诊。既往高血压病史 10 年，高脂血症病史 4 年，吸烟、饮酒 20 余年。神经系统查体无明显阳性体征，DSA 提示左侧颈内动脉闭塞（图 6-14）。

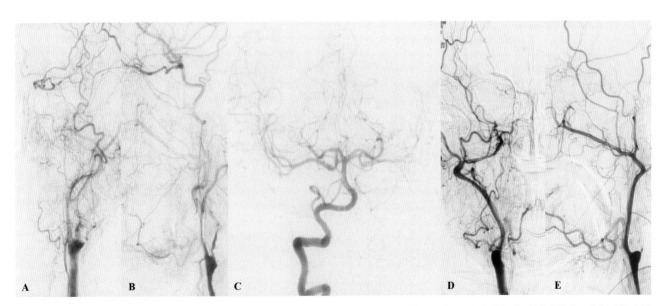

图 6-14　术前脑血管造影图像。**A.** 左侧颈总动脉正位造影可见颈内动脉闭塞；**B.** 左侧颈总动脉侧位造影晚期相可见颈外动脉经眼动脉向颈内动脉代偿供血，近端反流至海绵窦段；**C.** 椎动脉造影早期相可见双侧后交通动脉开放，后向前供血；**D.** 右侧颈总动脉正位造影可见右侧颈内动脉闭塞；**E.** 右侧颈总动脉侧位造影未见颈外动脉向颈内动脉代偿供血

【技术选择】

A. 选择单纯的 CEA，无法去除远端的陈旧性血栓；或采用手术直视的方法进行球囊导管取栓，存在远端血管壁损伤、夹层的风险。

B. 选择单纯的介入治疗，ICA 起始段的闭塞多为动脉硬化性疾病，较为坚硬，难以顺利通过，容易进入夹层；ICA 再通后，整个闭塞段的血栓或斑块碎屑易逃逸至颅内，造成栓塞。

C. 选择复合手术方式，具体见后描述。

【手术操作细节】

1. 按照常规 CEA 手术的体位，进行逐层分离和显露。

2. 在显露出颈动脉分叉部位以后，进行股动脉穿刺，并置入 8F 动脉鞘，将 8F 导引导管置于 CCA 末端，并在手术直视下以 Rummel 止血带阻断并固定，保持导引导管头端在手术术野内。

3. 进行常规 CEA 手术，切断 CCA 和 ECA 的斑块后，游离 ICA 段斑块及血栓，不急于切断，而是显露出血栓与正常内膜之间的间隙，即 ICA 的真腔，作为后续介入治疗的路径。

4. 通过股动脉路径的导引导管，将微导管连同微导丝置入视野内，并在手术显微镜的直视下，将微导管置入 ICA 真腔，并向远端推送，此时应保持微导丝在微导管内，避免产生远端夹层，同时要根据微导管反馈的力量，感受远端阻力，在进入预期长度、通过岩骨段以后，转为 DSA 下的介入操作（图 6-15）。

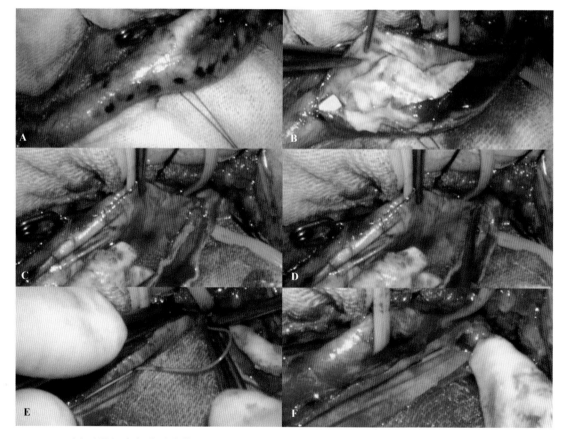

图 6-15 颈内动脉闭塞复合手术第一阶段操作图。**A.** 显露颈总动脉、颈外动脉和颈内动脉；**B.** 切开动脉壁，需保证导引导管头端在手术视野内；**C.** 显露斑块远端血栓与正常内膜，不要离断血栓；**D.** 剥离子游离血栓与内膜之间的间隙；**E.** 直视下将内衬微导丝的微导管沿血栓与内膜间的间隙送入；**F.** 缓慢送入足够长度的微导管

5. 微导管造影证实位于真腔，且远端动脉正常，交换技术置换出微导管，并置入微导丝到足以支撑的高度，再转为开放手术。

6. 显微镜下，将斑块连同血栓去除，保持微导丝位置不变，然后部分缝合切口，残留最后 2～3 针间隙，反复冲水排除碎屑和空气后，以动脉侧壁钳进行阻断，再转为介入操作。

7. 通过微导丝置入相应型号的支架，直接血管成形，此时应减少造影，避免残余碎屑逃逸至颅内，并通过开放侧壁钳，尽量将碎屑释放到体外，最终在结束介入操作后，再完成动脉缝合（图 6-16）。

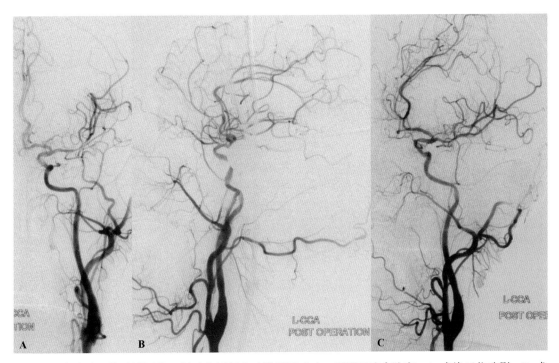

图 6-16　术毕脑血管造影图像，提示左侧颈内动脉再通成功，无明显残余狭窄。**A.** 术毕正位造影；**B.** 术毕侧位造影；**C.** 术毕斜位造影

Tips： 我们单中心是在 2007 年开始尝试以复合手术的方式进行颈动脉闭塞再通治疗，经历了很多摸索的过程，也积累了一些技术的变革，主要包括两个方面：一是手术的路径，二是远端闭塞再通的方法。很希望将自己走过的弯路和体会分享给更多的医生。

1. 手术路径：2007 年，我们最早的复合手术再通，其实是在 CEA 后的常规介入操作，准确地说，并不是复合手术的理念，而是 CEA 手术后的补救，最大的弊端就在于微导丝可能进入夹层而无法再通。之后，我们开始尝试在 CEA 后，直接将 6F 动脉鞘置入 ICA，通过动脉鞘直接进行远端的介入操作，正如崔源生教授的方法，但坚硬的动脉鞘同样容易造成夹层（图 6-17）。2013 年，我们又改变策略，通过 ECA 穿刺进行路径图辅助，而在 ICA，舍弃动脉鞘，直接将微导管置入远端（图 6-18），确实避免了夹层的发生，但缺乏动脉鞘的支撑，远端的介入操作非常困难，而且所有的介入器材都是为股动脉路径所设计，所以在操作时，体内的器材很短，体外很长，操作极为不便。之后，我们更改为现在的方法，通过习惯的股动脉路径置入介入器材，而保持在直视下进入血管真腔避免夹层，术者操作的舒适性可能最大程度保障手术的安全性和有效性。对于不同的术者，可能个人操作习惯会有所差异，单从我们的经验来说，推荐最后一种路径（表6-1）。

2.远端闭塞再通的方法：对于ICA远端的闭塞病变，可能存在多种不同的病理性质，包括陈旧性血栓、机化或部分机化血栓、新鲜血栓、夹层，甚至还包括原位狭窄。我们先后采用很多种方法尝试再通，包括负压吸引、外科用Fogarty动脉取栓导管、Fogarty动脉内陈旧性血栓取栓导管、神经介入球囊、神经介入取栓支架、神经介入取栓导管等，都或多或少存在一些问题（表6-2）。因此，目前多采用一期支架血管成形，利用支架将血栓贴附固定在血管壁，但也存在血栓脱垂甚至逃逸的风险。因此，一般采用网眼更小的支架获得更大的金属覆盖率，同时，建议选择更长的支架，对存在血栓的部位，采用叠瓦样全程覆盖。

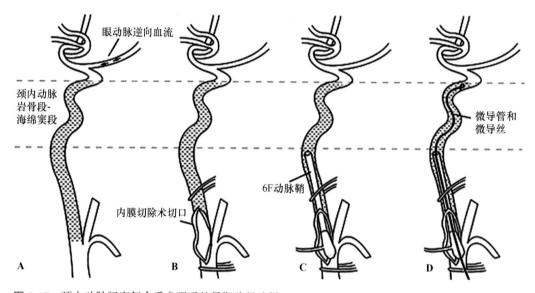

图 6-17　颈内动脉闭塞复合手术再通的早期路径选择

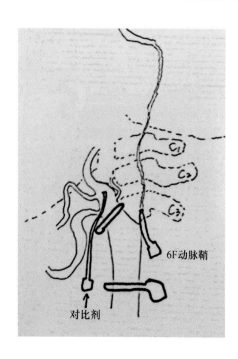

图 6-18　颈内动脉闭塞复合手术再通的改良路径选择

表 6-1　颈内动脉闭塞复合手术不同路径的差异

	应用时间	优势	劣势
手术后常规介入操作	2007 年	操作简便	1. 容易进入夹层 2. 栓塞风险较高
ICA 置入动脉鞘	2009 年	介入操作的支撑力很好	1. 非常容易导致或进入夹层 2. 操作距离短，操作极为不便
ICA 直接介入操作	2013 年	容易进入真腔	1. 远端介入操作缺乏支撑力 2. 操作距离短，操作极为不便
股动脉路径介入操作	2014 年	1. 操作简便 2. 减少进入夹层风险 3. 减少栓塞风险	

表 6-2　颈内动脉闭塞复合手术远端再通的不同方法

	优势	劣势
负压吸引	操作简便	1. 高位闭塞无法吸出 2. 血栓一旦机化，很难吸出
Fogarty 动脉取栓导管	部分血栓可以整段取出	1. 器材过于坚硬，通过岩骨段存在困难和风险 2. 取栓导管本身的坚硬度和球囊回撤的过程，都很容易导致夹层
介入成形的球囊	1. DSA 监控下到位，较为安全 2. 可以到达高位	1. 球囊回撤过程容易造成夹层 2. 对于机化或陈旧性血栓，几乎无能为力
神经介入取栓支架或取栓导管	1. DSA 监控下到位，较为安全 2. 可以到达高位	对于机化或陈旧性血栓，仅能部分取栓
一期支架成形	1. DSA 监控下到位，较为安全 2. 可以到达高位 3. 全程可以一期成形	血栓挤压可能脱垂，甚至逃逸

四、颈总动脉闭塞的复合手术治疗

　　CCA 闭塞相对 ICA 闭塞而言，较为少见，而且大多具有较好的代偿供血，需要手术重建血流的比例较低；同时，CCA 闭塞可能源于一些特殊的原发疾病，如大动脉炎等，所以，对于该类患者，应加强原发疾病的排查，加强灌注检查的评价，在此基础上，再考虑手术再通的意义和方法。

病例 4　颈总动脉非急性期完全闭塞

【病例特点】

　　患者女性，51 岁，主因"突发左眼黑矇3 个月，右侧肢体无力伴言语不清 2 月余"来诊。既往有高血压病史 10 年，无烟酒等不良嗜好。查体神清语利，右侧上肢远端肌力4 级，余肢体肌力 5 级，病理征阴性。头颈部 CTA 及脑血管造影提示左侧颈总动脉闭塞（图 6-19）。

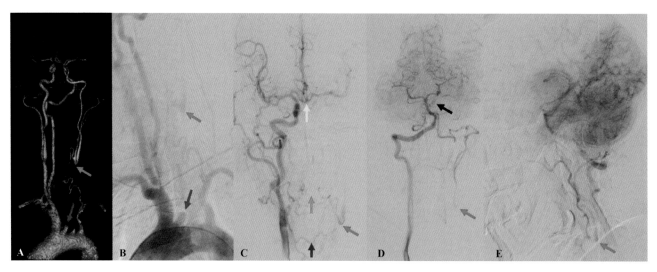

图 6-19 头颈部 CTA 及脑血管造影图像。**A.** 头颈部 CTA 提示左侧颈总动脉闭塞，颈内动脉通畅（红箭头示颈总动脉残端，绿箭头示颈总动脉分叉部）；**B.** 主动脉弓造影提示左侧颈总动脉闭塞，可见左侧颈总动脉分叉部浅淡显影（红箭头示颈总动脉残端，绿箭头示颈总动脉分叉部）；**C.** 右侧颈总动脉造影提示前交通动脉开放（黄箭头），右侧颈外动脉通过舌动脉（蓝箭头）、甲状腺上动脉（紫箭头）向左侧颈外动脉供血，并逆向供血颈内动脉（绿箭头示颈总动脉分叉部）；**D.** 右侧椎动脉正位造影提示左侧后交通动脉开放（深蓝色箭头），逆向通过左侧椎动脉 V4 段肌支-枕动脉-颈外动脉供血颈内动脉（绿箭头示颈总动脉分叉部）；**E.** 右侧椎动脉侧位造影晚期相可见左侧颈总动脉分叉部显影（绿箭头）

【技术选择】

A. 选择单纯的 CEA，难以去除近心端的陈旧性血栓；或采用手术直视的方法进行球囊导管取栓，但近心端血栓一般较为坚硬，与血管壁结合非常紧密，取栓效果不满意。

B. 选择单纯的介入治疗，CCA 起始段的闭塞一般都比较坚硬，而且缺乏介入操作可以利用的残端，难以顺利通过，容易进入夹层。

C. 选择复合手术方式，具体见后文描述。

【手术操作细节】

1. 按照常规 CEA 手术的体位，进行逐层分离和显露；CCA 的切口尽量向近心端延伸。

2. 首先去除 CCA 远心端、ECA 和 ICA 的斑块及血栓，缝合 CCA、ICA 和 ECA，然后再次阻断 CCA，开放 ECA 与 ICA，使得在 ECA 到 ICA 的代偿下进行后续的操作。

3. 向近心端尽量低位地延续切口，寻找并游离血栓与内膜之间的正常间隙，将微导管连同微导丝在显微镜直视下，置入该间隙，并在 DSA 监视下，将微导管通过闭塞段，逆行到达主动脉弓，确认真腔后，留置微导丝，准备一期支架成形；此时的操作，可以选择 5F 造影导管搭配 0.035 in 的泥鳅导丝，因为 CCA 近端斑块或血栓一般非常坚硬。

4. 支架成形术建议采用大直径球扩式支架，成形后并不泄掉球囊，而是以充盈的球囊作为 CCA 的阻断工具，严密缝合 CCA 剩余的切口，即将缝合结束之前，剩余 2~3 针间距，泄掉球囊，放血以排除碎屑（图 6-20）。

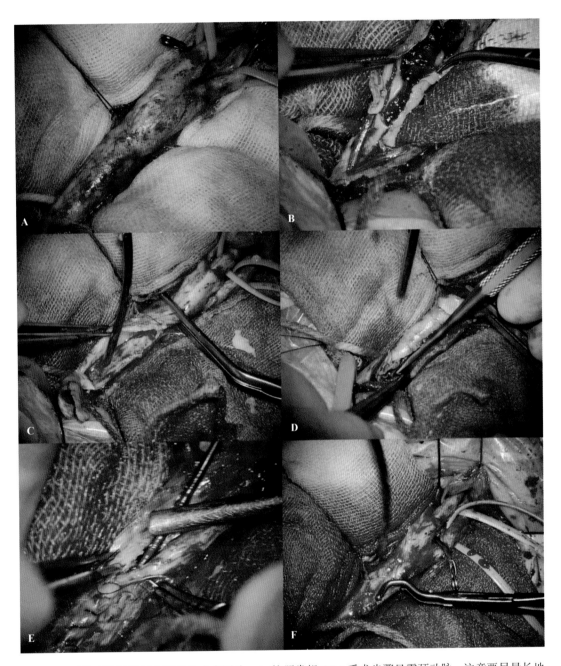

图 6-20　颈总动脉闭塞复合手术的术中图片。**A.** 按照常规 CEA 手术步骤显露颈动脉，注意要尽量长地显露颈总动脉；**B.** 切开颈动脉后向近心端尽量分离斑块及血栓；**C.** 缝合颈总动脉远端切口后以阻断钳阻断颈总动脉，尽早开放颈外动脉-颈内动脉代偿途径；**D.** 以剥离子向近心端切口范围以远游离斑块；**E.** 逆向再通成功后管腔内留置 0.035 in 泥鳅导丝，继续缝合管壁；**F.** 管壁预留部分未缝合，以侧壁钳临时夹闭，方便后期排血清除栓子

Tips： CCA 的闭塞再通手术，较 ICA 闭塞再通，在技术上似乎更简单一些，但要防止出现主动脉夹层。在少数病例，CCA 开口部位的斑块或血栓与动脉壁粘连极为紧密，导致逆行通过导管、导丝时，可能误入夹层，甚至导致升主动脉或降主动脉的夹层，会带来极为危险的后果。因此，要注意导丝和导管的摆动和灵活操作，避免进入夹层。另外，可以尝试从股动脉路径，自下而上尝试导丝通过闭塞段，因为手术已经很大程度减少了斑块或血栓负荷，这样的顺行尝试变得更为简单。

五、椎动脉闭塞的复合手术治疗

相对于颈动脉闭塞而言，椎动脉闭塞不太被人关注，因为对于大部分患者而言，椎动脉颅外段闭塞，可能由于肌支的代偿而没有任何症状，或因为对侧椎动脉的优势供血而毫无风险。但确实存在很少数的病例，需要更复杂的外科技术进行血运重建，椎动脉闭塞的复合手术再通很少见报道，最早于2017 年由首都医科大学宣武医院神经外科的陆夏医生报道[15]，之后的几个技术性报告和预探索性研究均出自首都医科大学宣武医院神经外科的焦力群团队[16-17]，证实了复合手术对椎动脉闭塞的可行性和安全性。

病例 5 椎动脉近端闭塞的复合再通手术

【病例特点】

患者男性，63 岁，主因"左侧椎动脉起始部支架术后 1 年，反复眩晕半年"来诊。患者在规律药物治疗过程中仍有频繁眩晕发作，当地医院 DSA 证实左侧椎动脉支架术后闭塞，尝试介入再通失败。既往有高血压病史 4 年。入院查体无阳性体征。DSA 提示左侧椎动脉V1～V2 段闭塞，甲状颈干分支通过肌支血管代偿 V2 段及以远椎动脉的血供（图 6-21）；右侧椎动脉闭塞。磁共振成像无创优化血管分析（non-invasive optimal vessel analysis，NOVA）提示左侧椎动脉 V3 段及基底动脉血流量（分别为 14 ml/min 和 53 ml/min）明显低于正常值下限（77 ml/min）。

【技术选择】

A. 选择单纯的椎动脉内膜切除手术，难以去除远心端的陈旧性血栓，如果长节段打开椎动脉取栓，手术创伤过大，吻合面过长，难以获得良好的疗效。

B. 选择单纯的介入治疗，椎动脉起始段

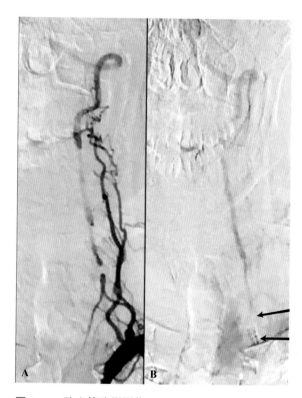

图 6-21　脑血管造影图像。**A.** 左锁骨下动脉超选造影提示左侧椎动脉闭塞，颈升动脉和颈深动脉分支分别向 V2 段和 V3 段代偿供血；**B.** 造影晚期相可见椎动脉起始部支架（下方箭头），椎动脉对比剂反流可达V2 段近端（上方箭头）

的闭塞通常缺乏可供介入操作的残端，或比较坚硬，非常容易进入夹层。

C. 选择复合手术方式，具体见后文描述。

【手术操作细节】

1. 按照常规椎动脉内膜切除手术的体位，仰卧位头侧向，选取锁骨上 1 cm 横切口加胸锁乳突肌前缘纵向切口相结合的"拐杖形"切口，逐层分离，充分显露出椎动脉近端及其发出点周围的锁骨下动脉。

2. 经股动脉穿刺，置入球囊导引导管至锁骨下动脉近端。

3. 以球囊导引导管阻断锁骨下动脉近端，分别阻断锁骨下动脉远端、胸廓内动脉等分支，然后沿椎动脉纵行切开至锁骨下动脉，自锁骨下动脉处，由近及远分离斑块边界至椎动脉远端，直视下将微导管经球囊导引导管置入椎动脉远端，造影证实真腔后，留置微导丝；然后将椎动脉斑块切除，严密缝合椎动脉、锁骨下动脉切口。

4. 采用球扩式支架，沿微导丝直接进行支架成形术，一般建议选取较长的支架，并保持支架之间叠瓦样重叠覆盖（图 6-22）。

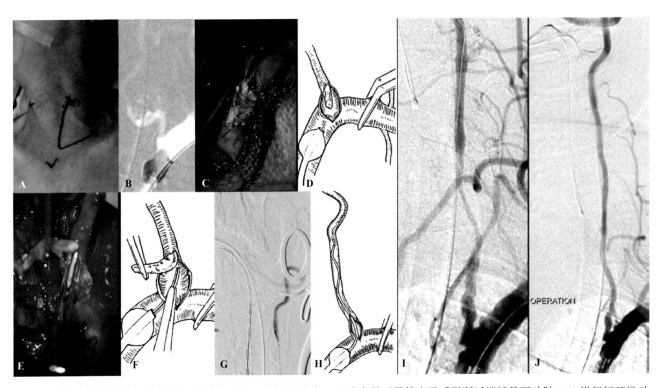

图 6-22　椎动脉闭塞复合手术的术中图片。A. 手术切口设计；B. 球囊导引导管充盈后阻断近端锁骨下动脉；C. 纵行切开椎动脉起始部，可见支架小梁；D. 椎动脉切开模式图；E. 保持斑块和远端血栓完整，沿血栓与内膜界面送入微导管；F. 输送微导管模式图；G. 微导管造影证实远端椎动脉通畅；H. 微导管造影示意图；I. 左侧锁骨下动脉造影证实 V2 段夹层形成；J. 置入球扩式支架后造影提示夹层消失，椎动脉再通成功

病例6 椎动脉近端闭塞合并基底动脉栓塞的复合再通取栓手术

【病例特点】

患者男性，49岁，主因"被发现意识不清5.4 h（距最后正常15.4 h）"来诊。既往有高血压病史，具体用药不详。入院查体：血压197/102 mmHg，神志昏迷，格拉斯哥昏迷量表（GCS）评分1＋1＋3＝5分，双侧瞳孔不等大（左侧4 mm，右侧1 mm），对光反射消失，病理征未引出，美国国立卫生研究院卒中量表（NIHSS）评分35分。急诊CTA显示基底动脉闭塞（图6-23）。

【手术操作细节】

1. 针对该病例，我们原本准备常规动脉内取栓治疗，但反复尝试，无法找到左侧椎动脉的起始点；右侧椎动脉起始段狭窄，导管进入后，证实右侧椎动脉在小脑后下动脉以远是闭塞的，无法进行取栓手术操作，经过长时间反复尝试，患者的生命体征出现较大的波动，提示脑干缺血已经比较严重了，在此情况下，我们尝试更改手术方式。

2. 采用前述椎动脉闭塞复合再通手术的方法，切开椎动脉近端，将斑块和附着的新鲜血栓去除，严密缝合（图6-24）；然后将导管通过椎动脉近端到达颈段，以Trevo支架取栓2次，达到mTICI 2a级再通，基底动脉顶端、双侧大脑后动脉P1段、丘脑后穿支均显影，手术结束（图6-25）。

术后3个月随访，患者基本可以生活自理，达到我们预期的治疗目的。这是非常特殊的1例急性卒中病例，不能作为常规的操作方法，虽然从手术开始到基底动脉再通只花费了36 min，但毕竟牵涉到多科室和多个手术平台的转换，总体时间还是较血管内治疗要长，只能作为不得已而为之的补救方法，但也提示我们，医生手术技术的多样性是患者安全的必要保证。

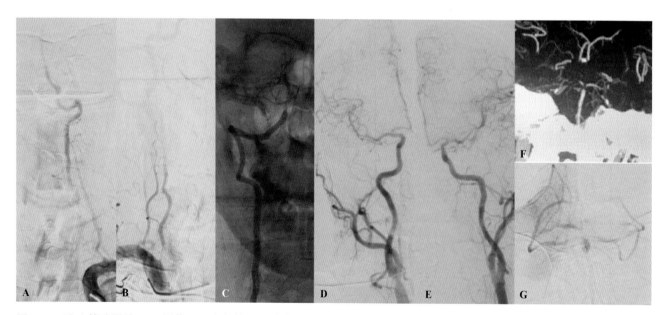

图6-23 脑血管造影及CTA图像。**A.** 左侧锁骨下动脉造影提示椎动脉V1＋V2段闭塞，未见到明显起始部残端；**B.** 右侧锁骨下动脉造影提示椎动脉V1段重度狭窄；**C.** 右侧椎动脉超选造影提示V4段以远闭塞；**D.** 右侧颈总动脉造影提示后交通动脉未开放；**E.** 左侧颈总动脉造影提示后交通动脉未开放；**F.** 术前CTA提示基底动脉尖部充盈缺损，栓塞可能性大；**G.** 经右侧椎动脉将微导管置于基底动脉上段，造影提示基底动脉尖栓塞

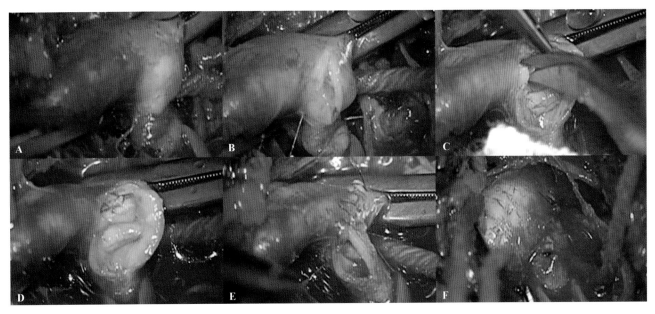

图 6-24 椎动脉起始部内膜切除图像。**A.** 显露左侧锁骨下动脉及椎动脉；**B.** 纵行切开椎动脉；**C.** 锐性分离斑块与中膜层界面；**D.** 斑块去除；**E.** 缝合动脉壁；**F.** 动脉壁缝合完成

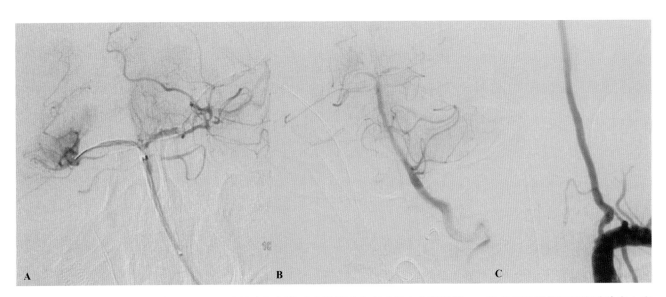

图 6-25 基底动脉尖取栓图像。**A.** Trevo 取栓支架释放后造影提示基底动脉尖血流恢复；**B.** 取栓后造影提示基底动脉尖血流通畅，双侧大脑后动脉 P1 段以远闭塞，mTICI 2a 级再通；**C.** 左侧锁骨下动脉造影提示内膜切除术后椎动脉起始部血流通畅，无残余狭窄

Tips： 对于椎动脉闭塞的复合再通手术，我们的尝试始于 2014 年，虽然先后对几个方面进行了总结分析，但还是存在比较多的问题难以回答。第一，手术的有效性，虽然我们采用 NOVA 进行椎基底动脉血流的定量评价，但是否对后循环卒中或 TIA 有实际的临床预防作用呢？这恐怕需要更大样本量的对照研究，但因为该技术操作的复杂性，短时间内很难通过多中心临床研究进行证实。第二，椎动脉长段闭塞时，开放手术确定椎动脉开口部位是可以完成的，但对于椎动脉 V2 段能否再通还是取决于介入操作是否能一直保持在血管真腔内，我们单中心几例再通失败的病例均是陷于夹层，而无法再通远端，此时是否可以通过高位的开放手术有所帮助？同样是需要进一步研究的。第三，椎动脉起始段支架的再狭窄率非常高，我们的病例组随访显示，手术后再狭窄率比较低，是不是一个可以确定的规律？还是少数病例的特殊性？还需要长时间的随访来证实。第四，因为锁骨下动脉和椎动脉的多种变异性和病变的特殊性，该种标准手术方式可能需要一些个体化的改变，如图 6-26 所示病例，患者右侧椎动脉起始段闭塞，我们依照前述的标准流程，准备进行椎动脉闭塞复合再通手术，但在准备阻断右侧锁骨下动脉时，遇到意想不到的困难：①锁骨下动脉近端直径很粗大，目前的球囊导引导管无法阻断；②锁骨下动脉虽然狭窄不明显，但钙化很严重，阻断钳完全无法夹闭（图 6-27）。在此情况下，我们更改为椎动脉-颈总动脉的转位手术，将椎动脉自起始点向上 1.5 cm 处切断，以外翻的手术方式，去除腔内机化的血栓；充分显露右侧颈总动脉近端，并将其阻断，以打孔器在颈总动脉外侧壁上打开 4 mm 直径的圆孔，将椎动脉与之进行端-侧吻合（图 6-28）；然后再通过这个转位的吻合口，对椎动脉远端进行支架成形术（图 6-29）。

总而言之，该手术只是处于刚刚起步的阶段，并非成熟的手术方式，仍需要更多医生进行更多的尝试，改良手术方法，并逐渐证明其有效性和远期预后。

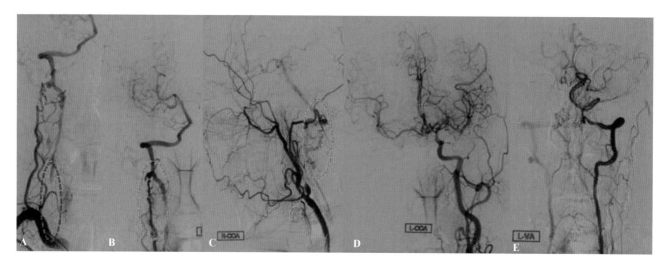

图 6-26　椎动脉闭塞的复合转位再通手术，术前脑血管造影图像。**A.** 右侧锁骨下动脉造影提示右侧椎动脉长节段闭塞，反向血流可到达 V2 段近端（红圈）；**B.** 颈升动脉及颈深动脉对椎动脉有代偿供血（绿圈），颅内段可见右侧后交通动脉开放，后循环向前循环供血；**C.** 右侧颈总动脉造影提示颈内动脉闭塞，颈外动脉的枕动脉对椎动脉有代偿供血（绿圈）；**D.** 左侧颈总动脉造影提示前交通动脉开放，左侧向右侧代偿供血；**E.** 左侧椎动脉造影提示 V4 段以远闭塞，通过节段间动脉向右侧椎动脉代偿供血（绿箭头）

图 6-27　术前 CTA 图像。**A ～ C.** 术前 CTA 提示右侧锁骨下动脉近端直径粗，后内壁严重钙化斑块（红箭头）；**D.** 钙化累及可能的椎动脉起始部

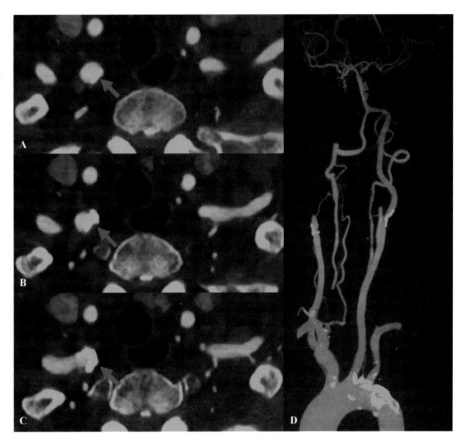

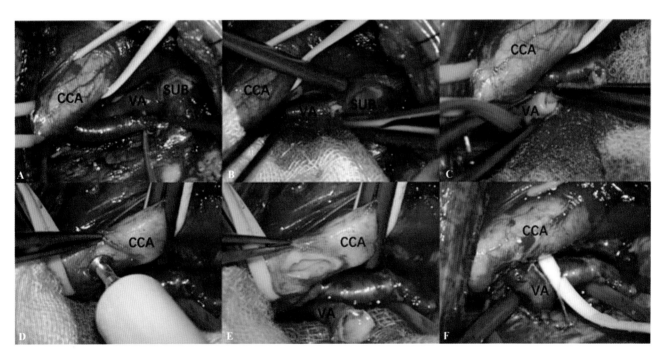

图 6-28　椎动脉-颈总动脉转位吻合术中图像。**A.** 游离颈总动脉备用；**B.** 椎动脉离断；**C.** 外翻式剥离椎动脉 V1 段以远血栓；**D.** 颈总动脉打孔；**E.** 颈总动脉侧孔成形；**F.** 椎动脉-颈总动脉端-侧吻合。CCA，颈总动脉；VA，椎动脉；SUB，锁骨下动脉

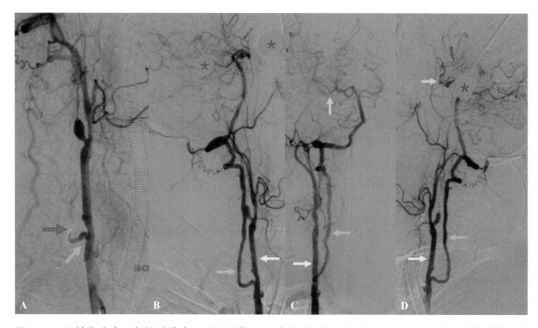

图 6-29　经转位吻合口行椎动脉介入再通图像。**A.** 术中造影提示吻合口通畅（绿箭头），椎动脉远端仍闭塞（红箭头）；**B ～ D.** 置入球扩式支架后血管再通成功，椎-基底动脉全程显示清楚。蓝箭头指示椎动脉，黄箭头指示颈总动脉，绿箭头指示大脑中动脉，紫星号代表经颅多普勒（TCD）超声探头

六、颈动脉和椎动脉迂曲病变的复合手术治疗

除了串联和闭塞性病变，其实复合手术还可以很好地解决一些特殊病例的困难，比如近端迂曲但并不狭窄、合并远端狭窄的病变。

病例 7　大脑中动脉狭窄合并近端颈内动脉迂曲的复合手术

【病例特点】

患者女性，73 岁，主因"右侧肢体无力伴言语不清 1 个月"入院。既往有高血压病史 20 年。入院查体无阳性体征。DSA 提示左侧大脑中动脉重度狭窄（图 6-30）。

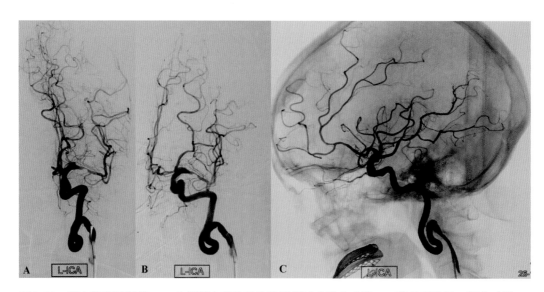

图 6-30　脑血管造影图像。**A.** 左侧颈内动脉斜位造影提示大脑中动脉 M1 段重度狭窄，颈内动脉 C1 段迂曲；**B 和 C.** 左侧颈内动脉正、侧位造影提示颈内动脉 C1 段 "Z" 形迂曲

【手术操作细节】

1. 该病例的责任病变血管是左侧的大脑中动脉狭窄，但因为同侧颈内动脉存在严重的迂曲，所以导管无法到位，难以完成介入治疗的操作。

2. 常规进行 CEA 手术操作，显露出 ICA颈段，包括迂曲的远端和近端，并切断，将迂曲段切除，ICA 远、近端较直的部分直接端-端吻合（图 6-31）。

3. 将导引导管顺利通过吻合口到达 ICA颈段的远端，常规进行大脑中动脉的支架成形手术（图 6-32）。

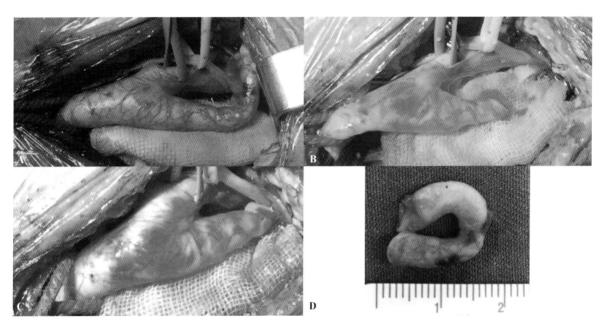

图 6-31　颈内动脉起始部迂曲整复手术图。**A.** 充分游离颈内动脉 C1 段迂曲；**B.** 切除迂曲冗长的颈内动脉，可见近端和远端颈内动脉断端；**C.** 端-端吻合颈内动脉；**D.** 去除的颈内动脉

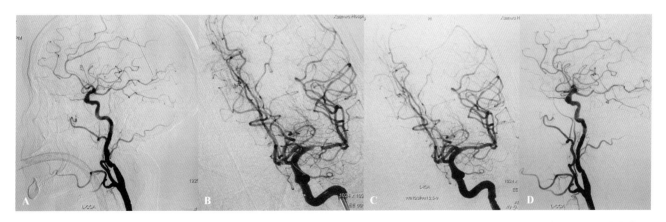

图 6-32　起始部迂曲整复后行大脑中动脉支架成形术。**A.** 左侧颈总动脉侧位造影提示颈内动脉 C1 段迂曲消失，动脉吻合口轻度狭窄；**B.** 导引导管头端置于 C2 段；**C.** 左侧大脑中动脉支架置入术后，无残余狭窄；**D.** 术毕侧位造影提示颈内动脉全程通畅

病例 8 基底动脉狭窄合并椎动脉起始部迂曲的复合手术

【病例特点】

患者男性，72岁，主因"发作性眩晕3个月"入院。患者表现为视物旋转，伴恶心、呕吐，呕吐物为非咖啡色胃内容物，无言语及肢体功能障碍，持续约5 min后自然缓解，入院前共发作3次。既往高血压病史20年。入院查体无明显阳性体征。DSA检查提示基底动脉重度狭窄（图6-33）。

【手术操作细节】

1. 该病例的责任病变血管是基底动脉重度狭窄，但因为椎动脉起始部存在严重的迂曲，导管无法进入，难以完成介入治疗的操作。

2. 常规进行椎动脉内膜切除手术操作，显露出锁骨下动脉和椎动脉起始部，包括迂曲的远端，松解椎动脉周围的纤维粘连，将迂曲段切除，椎动脉远、近端较直的部分直接端-端吻合（图6-34）。

3. 将导引导管顺利通过吻合口到达椎动脉颈段的远端，常规进行基底动脉的支架成形手术（图6-35）。

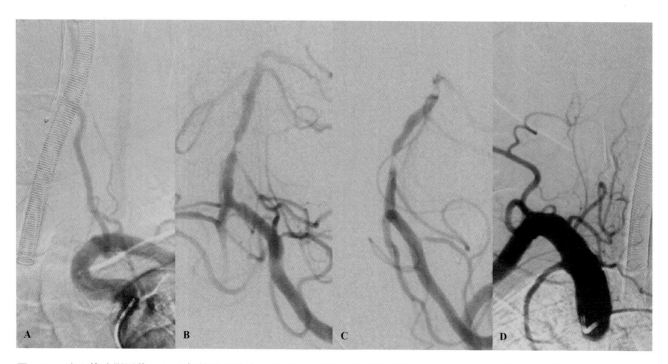

图6-33 脑血管造影图像。**A.** 左侧锁骨下动脉造影提示左侧椎动脉起始部迂曲；**B** 和 **C.** 左侧锁骨下动脉正位（B）和侧位（C）造影提示基底动脉中段重度狭窄；**D.** 右侧锁骨下动脉造影提示右侧椎动脉闭塞

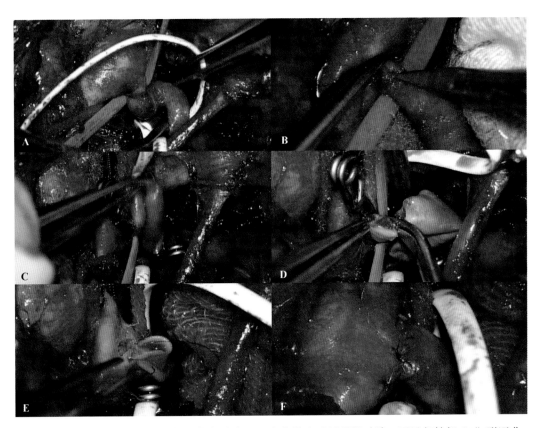

图 6-34　椎动脉起始部迂曲整复的术中图片。**A.** 充分游离后显露椎动脉，可见起始部"S"形迂曲；**B.** 锐性松解椎动脉起始部纤维粘连；**C.** 迂曲远、近端依次阻断后充分显示冗长的椎动脉；**D.** 切除冗长的迂曲段血管；**E.** 椎动脉端-端吻合；**F.** 吻合完成后的椎动脉走行，迂曲消失

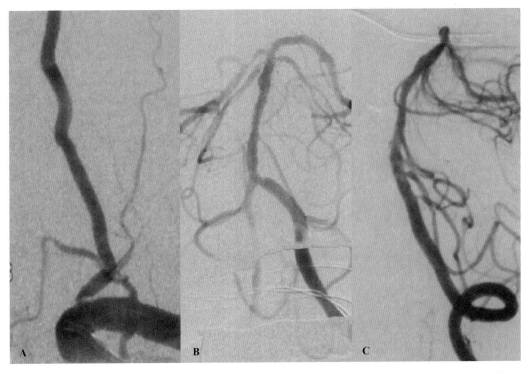

图 6-35　经整复后的椎动脉行基底动脉支架成形术。**A.** 吻合后造影提示吻合口中度狭窄，迂曲消失；**B 和 C.** 椎动脉超选正位（B）和侧位（C）造影提示支架术后基底动脉血流通畅，无残余狭窄

> **Tips:** 对于上述远端血管狭窄合并近端血管迂曲的病变，复合手术的优势无疑是巨大的，通过开放手术解决迂曲病变，从而为远端血管的介入治疗提供路径，使得手术变得更加简单和安全。虽然目前介入器材的革新使得通路更加容易，但对于极端的病例，复合手术提供了很好的解决方案。

七、颈动脉其他疾病的复合手术治疗

不仅仅是颈动脉的狭窄或闭塞，还有一些少见疾病可以通过复合手术的方式得到更好的治疗，这些个体化的方法真正体现出复合手术的优势，保障了患者的安全。

病例9 医源性颈总动脉夹层的复合手术

【病例特点】

患者男性，30岁。曾因"突发剧烈胸痛"至外院就诊，CTA提示主动脉夹层，累及升主动脉、主动脉弓、降主动脉和弓上分支血管。急诊行主动脉弓置换手术。术后恢复良好。1个月后突发头晕并左侧肢体无力，CT提示右侧颞枕叶脑梗死，CTA提示右侧颈内动脉闭塞，左侧颈总动脉夹层并重度狭窄（图6-36）。

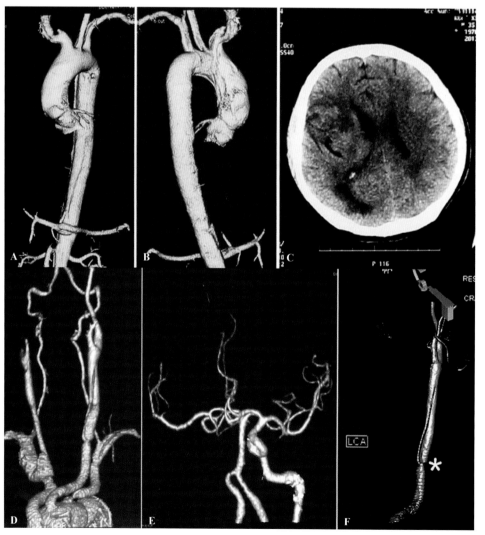

图6-36 CT及CTA图像。A和B. 三维CTA提示主动脉夹层，累及升主动脉、主动脉弓、降主动脉和弓上大血管；C. 头颅CT平扫提示右侧颞枕叶脑梗死；D. CTA提示主动脉弓置换术后，右侧颈内动脉闭塞，左侧颈总动脉夹层；E. 颅内CTA提示前交通动脉开放，左向右供血；F. CTA可见左侧颈总动脉夹层。*为夹层起始部

【技术选择】

A. 因为夹层起自颈总动脉开口部位，所以，如果选择单纯的 CEA 手术进行修复，需要显露出主动脉弓，手术创伤很大，而且人工主动脉弓的阻断等问题使手术更加危险。

B. 选择单纯的介入治疗，就要求导引导管可以正确地放置在血管真腔内，以确保所有的介入操作不进入假腔，但在实际操作中，很容易误入夹层而导致更大的风险。

C. 选择复合手术方式，具体见后文描述。

【手术操作细节】

按照 CEA 手术的常规操作，显露出 CCA、ICA 和 ECA，分别阻断 ECA 和 ICA，在颈总动脉末端逆向穿刺，置入动脉鞘（图 6-37），造影证实真腔后，逆行放置颈动脉支架，要求支架的近端覆盖 CCA 开口部位，远端覆盖夹层（图 6-38）。

对于该类患者，利用开放手术确定真腔，

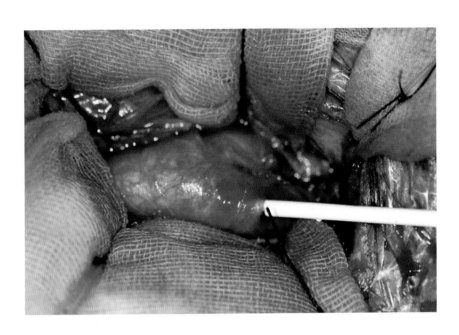

图 6-37　显露颈动脉分叉部后逆行置入动脉鞘

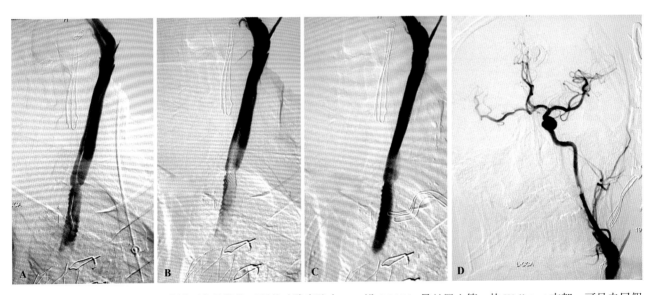

图 6-38　逆行支架置入图。**A.** 造影证实导管位于颈总动脉真腔内；**B.** 沿 0.014 in 导丝置入第一枚 Wallstent 支架，可见夹层假腔继续显影；**C.** 置入第二枚 Wallstent 支架后造影提示夹层消失；**D.** 术毕造影提示左侧颈内动脉通畅，前交通动脉开放，左向右代偿供血良好

避免单纯介入治疗的盲目性，首都医科大学宣武医院神经外科在 2015 年率先报道了该项技术[18]。

病例10 颈内动脉颅外段巨大动脉瘤的复合手术

【病例特点】

患者女性，63 岁，主因"发现左侧颈部肿物 5 个月"来诊。5 个月以来颈部肿物逐渐增大并伴有局部疼痛。既往体健。查体可见左侧颈部搏动性肿块，听诊可闻及收缩期杂音。CTA 及 DSA 提示左侧颈内动脉动脉瘤，高分辨率磁共振成像提示瘤腔内血栓形成（图 6-39）。

【技术选择】

A. 选择单纯的颈动脉开放手术切除动脉瘤，由于动脉瘤位置较高、瘤壁菲薄、瘤腔内压力较高，在分离时很容易导致破裂，或因为周围结构的推挤而误伤脑神经。

B. 选择单纯的介入治疗，一方面，由于该部位动脉瘤远、近端大多存在迂曲，介入路径不理想，较为坚硬的覆膜支架可能无法

顺利通过；另一方面，巨大的动脉瘤一旦被覆膜支架所隔绝，动脉瘤内血栓形成会变得更加坚硬，这种占位性病变可能导致周围组织的挤压变性，甚至出现皮肤破溃的严重并发症。

C. 选择复合手术方式，具体见后文描述。

【手术操作细节】

1. 按照 CEA 的常规手术操作，显露出 CCA、ECA、ICA 和动脉瘤近端。

2. 经股动脉穿刺，置入 8F 动脉鞘，将导引导管置入 CCA 末端，并通过 Rummel 止血带阻断并固定，保持导引导管头端在 ICA 内；以微导丝通过动脉瘤到达远端正常血管内，将直径合适的顺应性球囊通过微导丝到达 ICA 远端（图 6-40）。

3. 直接阻断 CCA 和 ECA，通过球囊阻断 ICA，穿刺动脉瘤抽出血液，使动脉瘤塌陷，可以非常方便地分离动脉瘤周围组织，充分显露出动脉瘤及其瘤颈，切除动脉瘤和冗长的 ICA，进行吻合（图 6-41）。最后，依次开放 ECA、CCA 和 ICA，恢复血流（图 6-42）。

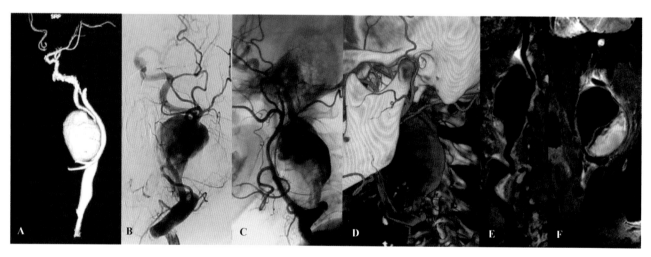

图 6-39 CTA、DSA 及高分辨率磁共振成像。**A.** CTA 提示左侧颈内动脉动脉瘤；**B** 和 **C.** 左侧颈总动脉正位（B）、侧位（C）造影可见颈内动脉动脉瘤；**D.** 三维图像融合可见动脉瘤上缘平颈 1 椎体水平；**E.** 高分辨率磁共振成像曲面重建可见动脉瘤及流入道和流出道，近端流入道迂曲；**F.** 高分辨率磁共振成像可见动脉瘤腔内有大量血栓（白色部分）

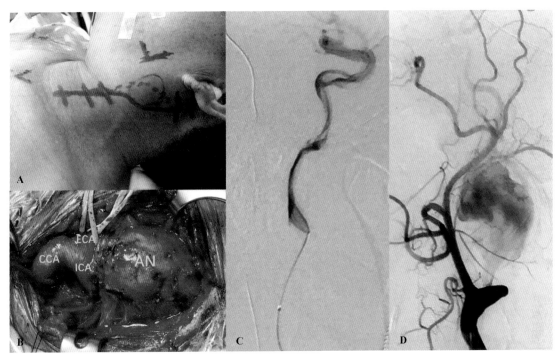

图 6-40 动脉瘤显露及颈内动脉阻断图像。**A.** 手术体位及切口设计；**B.** 显露颈总动脉、颈外动脉、颈内动脉起始部及动脉瘤体；**C.** 微导管造影证实头端位于动脉瘤以远血管真腔内；**D.** 球囊阻断动脉瘤以远颈内动脉后造影显示动脉瘤腔内对比剂充盈速度明显减慢。CCA，颈总动脉；ECA，颈外动脉；ICA，颈内动脉；AN，动脉瘤

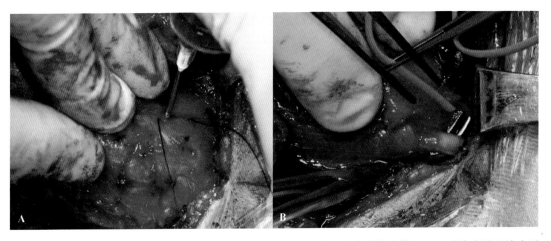

图 6-41 动脉瘤切除及血管重建手术图。**A.** 穿刺瘤体抽吸血液，缩小动脉瘤体积；**B.** 动脉瘤明显缩小后游离流出道

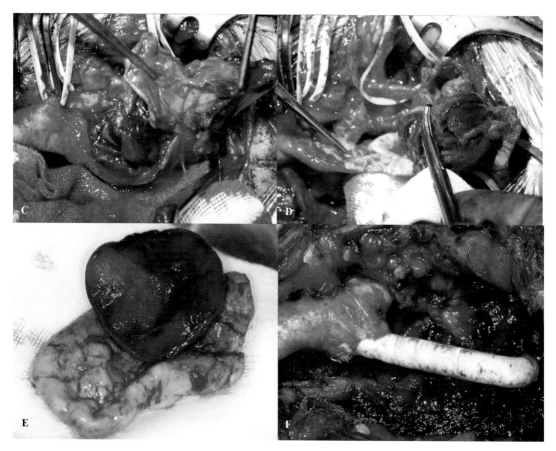

图 6-41（续） **C.** 动脉瘤切口可见大量附壁血栓；**D.** 去除附壁血栓及动脉瘤壁；**E.** 完整切除的动脉瘤壁；**F.** 人工血管端–端吻合重建颈内动脉

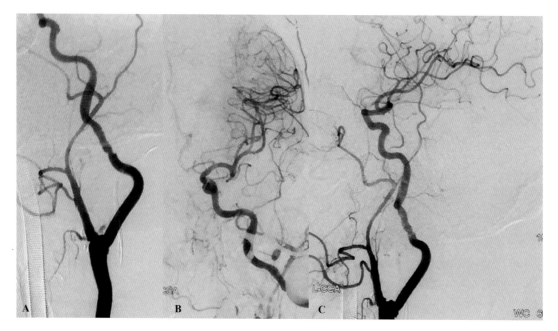

图 6-42　术毕脑血管造影图。造影提示动脉瘤切除联合人工血管重建后颈内动脉血流通畅，吻合口未见狭窄（**A**），颅内动脉显影正常（**B** 和 **C**）

Tips: 颈内动脉颈段的动脉瘤发生率不高，大部分可以通过单纯手术或介入的方法进行治疗。但对于巨大的动脉瘤，一般都存在近端或瘤颈处的严重迂曲，如何保障血流通畅和动脉瘤的最大限度减容，是该疾病治疗的关键。如上示例，首都医科大学宣武医院神经外科在 2018 年率先报道了该项技术及其长期随访的结果[19]，是利用介入的方法帮助手术的安全实施；而对于其他不同的疾病，还可以利用手术解除迂曲病变，来保障介入的操作并进行动脉瘤减容（图 6-43 至图 6-45）。总之，就是充分利用手术和介入的各自优势，为另一种方法提供便利，而不是单纯地谁为谁服务，或谁为主谁为辅，这也正是复合手术的精髓所在。

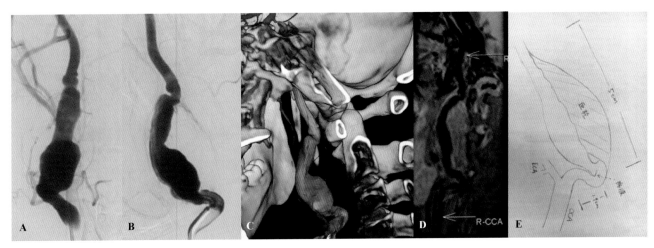

图 6-43　颈内动脉颈段动脉瘤造影及高分辨率磁共振成像。**A** 和 **B.** 右侧颈内动脉正、侧位造影可见动脉瘤腔显影，近端颈内动脉迂曲；**C.** 三维融合图像提示动脉瘤上极位于颈 1 椎体水平；**D.** 高分辨率磁共振成像曲面重建提示动脉瘤腔内大量附壁血栓；**E.** 动脉瘤结构的手绘示意图。CCA，颈总动脉；ECA，颈外动脉

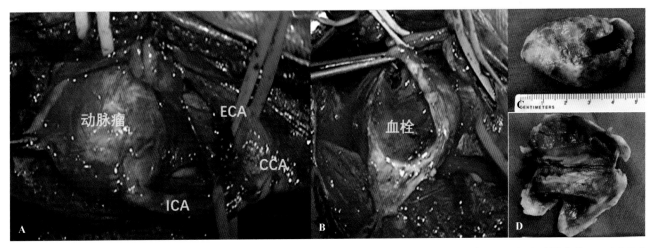

图 6-44　动脉瘤及血栓减容图。**A.** 分离显露颈总动脉（CCA）、颈内动脉（ICA）、颈外动脉（ECA）和动脉瘤体；**B.** 切开动脉瘤壁可见大量附壁血栓；**C.** 术中切除的动脉瘤；**D.** 动脉瘤切开后可见附壁血栓

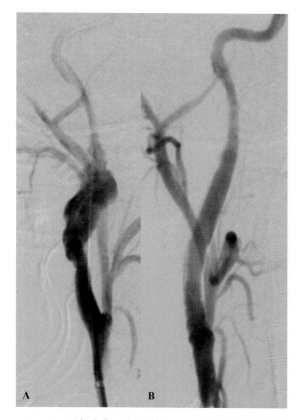

图 6-45 颈内动脉腔内重建图。**A.** 去除部分动脉瘤壁及血栓减容后造影提示动脉瘤近端血管迂曲消失，动脉瘤体积缩小；**B.** 置入覆膜支架后造影提示动脉瘤不显影，颈内动脉血运重建良好

综上所述，复合手术在缺血性脑血管病的治疗中，已经发挥出很大的作用，极大地拓展了医生的能力范围，使手术更加安全，甚至可以治疗一些以前没办法治疗的疾病，但因为该技术在神经血管领域的应用时间不长，还存在更多拓展的可能性，需要更多医生的积极尝试和创新性工作。

参考文献

[1] Bhati BS，Nandakumaran CP，Shatapathy P，et al. Closure of patent ductus arteriosus during open-heart surgery. Surgical experience with different techniques. J Thorac Cardiovasc Surg，1972，63（5）：820-826.

[2] Kerber CW，Cromwell LD，Loehden OL. Catheter dilatation of proximal carotid stenosis during distal bifurcation endarterectomy. Am J Neuroradiol （AJNR），1980，1（4）：348-349.

[3] Angelini GD，Wilde P，Salerno TA，et al. Integrated left small thoracotomy and angioplasty for multivessel coronary artery revascularisation. Lancet，1996，347（9003）：757-758.

[4] Diethrich EB，Marx P，Wrasper R，et al. Percutaneous techniques for endoluminal carotid interventions. J Endovasc Surg，1996，3（2）：182-202.

[5] Levien LJ，Benn CA，Veller MG，et al. Retrograde balloon angioplasty of brachiocephalic or common carotid artery stenoses at the time of carotid endarterectomy. Eur J Vasc Endovasc Surg，1998，15（6）：521-527.

[6] Shih YT，Chen WH，Lee WL，et al. Hybrid surgery for symptomatic chronic total occlusion of carotid artery：a technical note. Neurosurgery，2013，73（1 Suppl Operative）：onsE117-123；discussion onsE123.

[7] Jiao L，Song G，Hua Y，et al. Recanalization of extracranial internal carotid artery occlusion：a 12-year retrospective study. Neural Regen Res，2013，8（23）：2204-2206.

[8] Radak D，Tanaskovic S，Sagic D，et al. A novel antegrade approach for simultaneous carotid endarterectomy and angioplasty of proximal lesions in patients with tandem stenosis of supraaortic arch vessels. Ann Vasc Surg，2017，44：368-374.

[9] Sullivan TM，Gray BH，Bacharach JM，et al. Angioplasty and primary stenting of the subclavian，innominate，and common carotid arteries in 83 patients. J Vasc Surg，1998，28（6）：1059-1065.

[10] Klijn C，Kappelle L，Tulleken C，et al. Symptomatic carotid artery occlusion. A reappraisal of hemodynamic factors. Stroke，1997，28：2084-2093.

[11] Nicholls S，Kohler T，Bergelin R，et al. Carotid artery occlusion. J Vasc Surg，1986，4：479-485.

[12] Cote R，Barnett H，Taylor D. Internal carotid occlusion：a prospective study. Stroke，1983，14：898-902.

[13] Grubb RL Jr，Derdeyn CP，Fritsch SM，et al. Importance of hemodynamic factors in the prognosis of symptomatic carotid occlusion. JAMA，1998，280（12）：1055-1060.

[14] Powers WJ，Derdeyn CP，Fritsch SM，et al. Benign prognosis of never-symptomatic carotid

occlusion. Neurology，2000，54（4）：878-882.

［15］Lu X，Ma Y，Yang B，et al. Hybrid technique for the treatment of refractory vertebrobasilar insufficiencies. World Neurosurg，2017，107：1051.e13-1051.e17.

［16］Yang B，Ma Y，Lu X，et al. Hybrid recanalization for symptomatic long-segmental occlusion post vertebral artery stenting. World Neurosurg，2018，110：349-353.

［17］Ma Y，Yang B，Lu X，et al. Safety and blood-flow outcomes for hybrid recanalization in symptomatic refractory long-segmental vertebral artery occlusion-results of a pilot study. Front Neurol，2020，11：387.

［18］Gao P，Wang Y，Chen Y，et al. Open retrograde endovascular stenting for left common carotid artery dissection secondary to surgical repair of acute aortic dissection：a case report and review of the literature. Ann Vasc Surg，2015，29（5）：1019.e11-e15.

［19］Qi M，Ma Y，Jiao L. A hybrid operation for the treatment of extracranial carotid artery aneurysm with a 2-year follow-up. Turk Neurosurg，2020，30（6）：952.

后　记

一本书写了很多年，别人都会以为是一本巨著，岂料只是我们写写停停缺乏信心。如今，距离我最初写前言又是两年过去了，今天的我，终于面临这本书的问世，又有什么不同的感受呢？

首先是具体的临床工作，这星期恰好有2个比较特殊的手术，都是外院手术后的补救性手术。一个是经桡动脉做了颈动脉支架，但在颈总动脉近端出现夹层，继而血栓形成，颈总动脉闭塞，如何去除大负荷血栓、再通颈总动脉？另一个则是普普通通的椎动脉起始部狭窄，半年前在外院做了椎动脉-颈总动脉的转位手术，但从那以后，椎动脉狭窄就变成了椎动脉闭塞，患者症状逐渐加重。这是近几年来我们经常遇到的场景，外科与介入不断交锋，但又有所不同。第一个病例是介入的新技术会带来一些新问题，但这是发展中遇到的问题，经桡动脉介入路径势必会越来越多，相信不久的将来就会有很好的专用器材来降低类似风险，所以，这种问题就是要用发展的办法来解决，行业的水平也会随之提高；但另一个病例则不同，椎动脉狭窄的介入治疗非常简单安全，开放手术绝非第一选择，做出这样的治疗决策，可能就在于这个医生不会做介入，这种以自己的能力为患者做出错误选择就是原则问题了。这是近年来，在脑血运重建工作中最常见的两类问题，发展问题和原则问题，尤其是原则问题非常值得医生们的重视，我们每个人不仅是做一两个手术的操作者，更是患者的守护者和行业的传承者，为

了患者的利益和行业的发展，原则问题是需要严守的。

再说一下这两年的学术发展，国际上对于无症状颈动脉狭窄的治疗争议越来越大，手术？支架？还是药物？相信每个人都有自己的道理。颈动脉血运重建与药物治疗无症状颈动脉狭窄试验（CREST-2）也许会给世人一些提示，但我更关注的是CREST-H，认知功能一定会成为评价颈动脉狭窄的另一个终点指标，因为时代的发展，人类的需求已经从"不想死"到"不能瘫"，现在发展到"不能傻"，在这一点上，CEA确实可能存在更好的价值。而在国内，近十年，我们依托国家科技部的"十二五"科技支撑计划，完成了中国人群第一个CEA与CAS的大样本、多中心前瞻性队列研究——血运重建治疗颅外段颈动脉狭窄试验（RECAS）研究，现在结果已经发布了，我们中国的临床质量并没有想象中那么好，究其原因，在于知识结构的完整性和技术培训的规范性，外科医生如果缺乏神经内科的知识体系，或者沾沾自喜于自己的技术，脑血运重建工作就可能要面临危险了。正如同期完成的颅内动脉狭窄支架与药物对照研究（CASSISS），现代健康管理、慢病管理和药物治疗的效用越来越大，外科医生要慎之又慎地行使手术中的决策权，做到科学而冷静应该是一个外科医生的日常修为。

最后说一下我们的团队，包括我在内的几位医生即将进入知天命之年，年华的逝去却让我们仍然很有激情去发展，这来源于团

队的发展和年轻人的加入，陆夏医生成为我们团队又一位 CEA 的成熟医生，而王韬、封一定、晏琳、徐新、徐然、李龙、许文龙等都还在培训期，以科研的方式不断完善脑血运重建的每一块拼图。所以，其实我很期待自己退休的那一天，因为那时才是这个团队最强大的时候，期待发展，期待明天！

焦力群

2022 年 9 月于宣武医院